7 JOURS POUR **MAIGRIR**
et un programme
pour se stabiliser à vie

D1258582

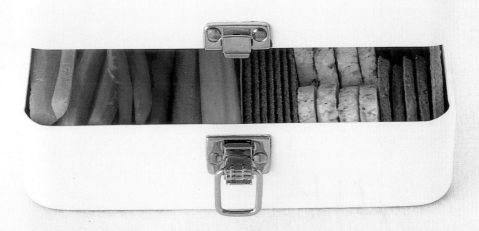

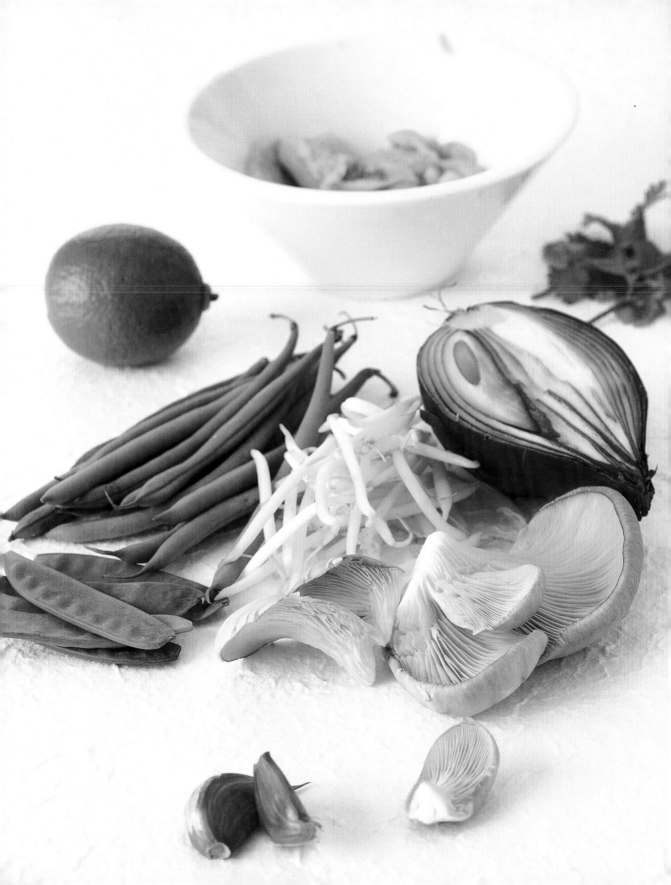

7 JOURS
pour
MAIGRIR
et un programme
pour se stabiliser à vie

Ian Marber
Membre de la MBANT
Diplômé de l'Institute for Optimum
Nutrition de Londres

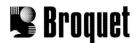

97-B, Montée des Bouleaux
Saint-Constant, Qc, J5A 1A9
Tél.: (450) 638-3338 Fax: (450) 638-4338
Web: www.broquet.qc.ca / Courriel: info@broquet.qc.ca

À mon père
pour qui j'ai une sincère admiration,
avec tout mon amour.

Remarque à l'attention des lecteurs :
Si vous êtes enceinte ou avez moins de
17 ans, ne suivez pas le régime 7 jours. Si
vous êtes atteint d'une maladie, consultez
votre médecin avant d'entamer ce régime.

Données de catalogage avant publication (Canada)

Marber, Ian

   7 jours pour maigrir et un programme pour se
stabiliser à vie

Traduction de: The food doctor diet.
   Comprend un index.

   ISBN 2-89000-648-4

   1. Nutrition. 2. Aliments. 3. Santé.
4. Alimentation. 5. Régimes amaigrissants.
6. Régimes amaigrissants - Recettes. I. Titre.
II. Titre: Sept jours pour maigrir et un
programme pour se stabiliser à vie.

RA784.M3514 2004   613.2   C2004-940792-9

Publié pour la première fois au Royaume-Uni en 2003
sous le titre *The Food Doctor Diet*
par Dorling Kindersley Limited, 80 Strand, London
WC2R 0RL
Penguin Group
2 4 6 8 10 9 7 5 3 1

Copyright © 2003
Dorling Kindersley Limited, London
Text copyright © 2003 Ian Marber

Traduit de l'anglais par Sylvie Le Bras
Photographie : Sian Irvine

Copyright © Ottawa 2004
Broquet Inc.
Dépôt légal - Bibliothèque nationale du Québec
3ᵉ trimestre 2004

ISBN 2-89000-648-4

Imprimé en Allemagne par Mohndruck GmbH

Tous droits de traduction totale ou partielle réservés
pour tous les pays. La reproduction d'un extrait quel-
conque de ce livre, par quelque procédé que ce soit, tant
électronique que mécanique, en particulier par photo-
copie, est interdite sans l'autorisation écrite de l'éditeur.

Sommaire

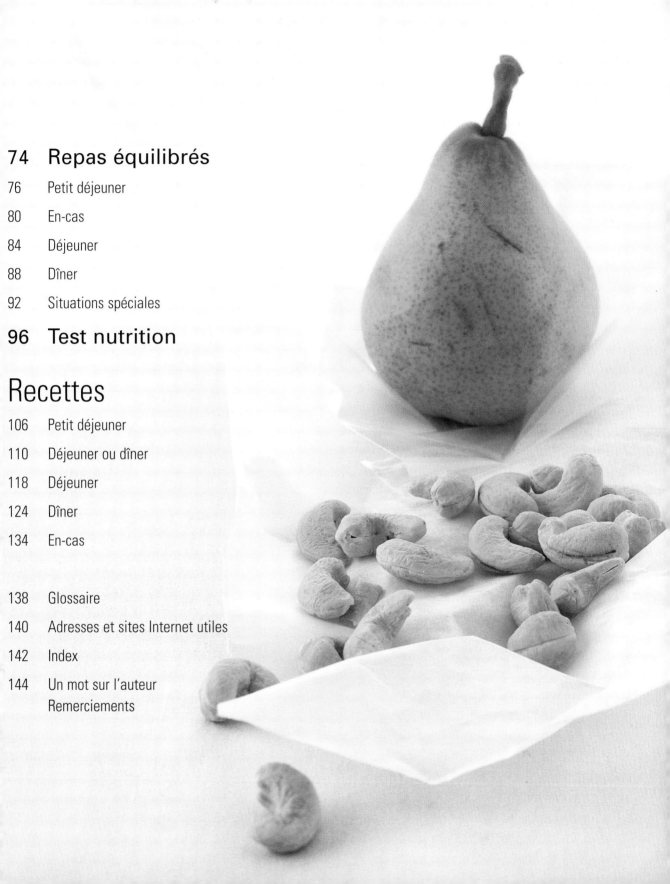

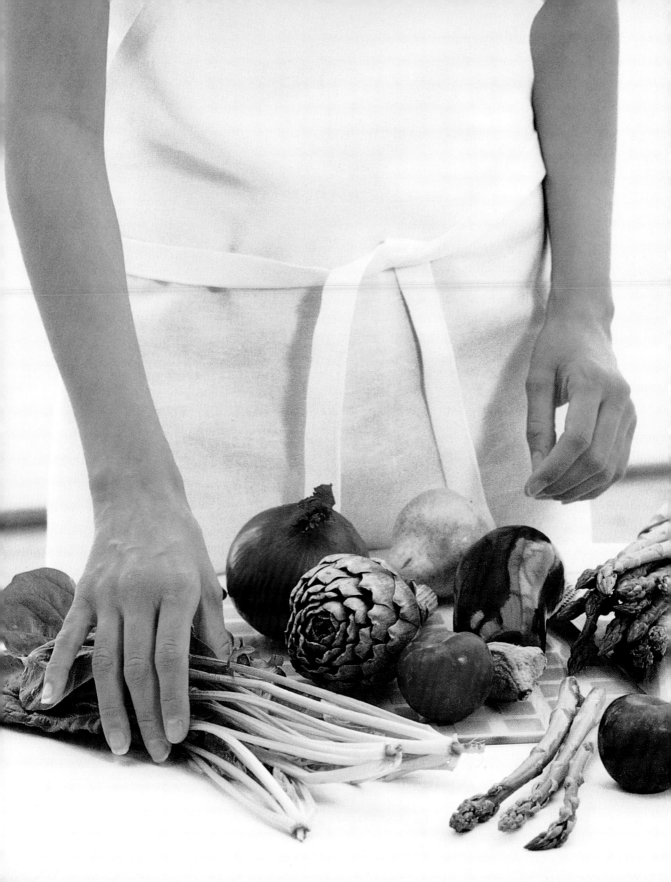

Introduction

Outre les consultations que je donne en tant que consultant en nutrition, j'anime des ateliers, écris dans la presse et participe à des émissions de télévision ou de radio. La première question que l'on me pose est invariablement « Comment faire pour maigrir ? ».

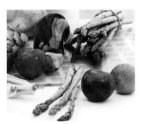

Avant tout, sachez que je n'ai nullement hérité d'un gène de la minceur et que je n'ignore pas ce que signifie être en surcharge pondérale, avec tout le malaise et la frustration que cela comporte. J'ai moi-même mené un combat acharné contre les kilos pendant des années. J'étais d'autant plus soumis à la pression que, considérant ma profession, j'étais supposé être mince. J'ai mis du temps à trouver comment me maintenir à un certain poids et je suis sûr que je pourrais encore en perdre. Cela étant, je suis arrivé à la conclusion que le poids idéal n'est pas toujours un objectif très réaliste.

La spirale infernale des régimes

Jusqu'à présent, j'avais refusé d'écrire des livres de régime car je ne voulais pas faire de la surenchère. Mais, après avoir reçu tant de clients ayant opté pour des régimes « à la mode », solutions rapides et potentiellement dangereuses pour la santé, je pense que l'heure de la démystification a sonné.

Avant toute chose, voyons ce qui se cache derrière les mots. Par « régime », nous entendons un programme à court terme, avec un début et une fin. Après l'avoir suivi et perdu du poids, nous retournons à nos vieilles habitudes alimentaires et, évidemment, reprenons nos kilos voire davantage. Manifestement, ce régime ne nous convient pas.

Alors nous achetons un autre livre, nous tournons vers une autre méthode et nous voilà reparti en espérant que cette fois ça marchera. Dans cette spirale infernale, il y a toujours un gagnant et un perdant : « l'industrie du régime » qui a trouvé un client pour longtemps et vous qui gaspillez votre argent et mettez à mal l'estime que vous avez de vous-même.

J'ai lu quasiment tous les livres de régime qui existent. Nombre d'entre eux comportent de bonnes choses, mais ils sont difficiles à comprendre sans un doctorat de biochimie en poche et impossibles à suivre sans peser interminablement tout ce que l'on mange. Et encore cela n'est rien, quand l'on sait que certains préconisent des aliments dont on n'a jamais entendu parler et qui sont bien sûr introuvables, sans lesquels votre régime est voué à l'échec. Rien d'étonnant à ce que tant de personnes ne parviennent pas à maigrir !

En quoi ce régime est-il différent ?

La santé constitue le premier objectif de ce régime et, en particulier, le bon fonctionnement de l'appareil digestif. En le suivant et en vous concentrant sur ce point, vous réussirez à perdre du poids et vous sentirez bien dans votre corps.

Il vous suffit de savoir comment vous maintenir en bonne santé et cette diète deviendra partie intégrante de votre vie, sans en oublier aucun aspect : travail, vie sociale et porte-monnaie !

En suivant ce régime et en vous **concentrant** sur le **bon fonctionnement de l'appareil digestif**, vous **réussirez** à **perdre du poids** et vous vous **sentirez bien dans votre corps.**

Digestion : bref aperçu

Un appareil digestif fonctionnant bien permet une bonne absorption des nutriments et réduit considérablement les envies irrésistibles de boissons et aliments sucrés ainsi que de produits raffinés.

Lors de la digestion, les aliments sont dégradés afin d'être assimilés par l'organisme. Lorsque nous mangeons, la mastication et les enzymes de notre salive réduisent les aliments en petites particules et décomposent les protéines, lipides et glucides qu'ils contiennent.

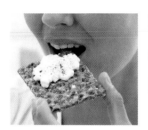

Pour bien digérer, la première chose à faire est de **bien mâcher**

La salive ayant un effet limité, il est donc important de bien mâcher. Si cette première phase se déroule correctement, les aliments seront mieux digérés lors des étapes ultérieures.

Une fois déglutie, la nourriture passe dans l'estomac qui est situé sous la cage thoracique et non au niveau du nombril comme le pensent nombre d'entre nous. Entraînés dans un mouvement répétitif dû à des contractions, les aliments se mêlent au suc gastrique. L'acide chlorhydrique contenu dans celui-ci permet de continuer le travail de dégradation. Bien que cet acide soit puissant, ce processus ne sera parfait que si la nourriture a été correctement mastiquée.

À la fin de cette étape, la nourriture partiellement digérée forme une bouillie alimentaire, le chyme gastrique, qui passe dans l'intestin. Là, suivant un mouvement de tapis roulant, le chyme est exposé à de petites saillies, les villosités, qui permettent aux nutriments de traverser la paroi intestinale avant de rejoindre la circulation sanguine. Les déchets qui restent sont ensuite évacués sous forme d'excréments.

Les problèmes digestifs apparaissent lorsque ce processus est enrayé par des pratiques alimentaires et un style de vie qui sont aussi largement responsables de l'excès de poids. Une alimentation riche en sucres raffinés et en graisses saturées, associée à une mauvaise mastication et un stress important, peut créer un environnement interne dans lequel la nourriture n'est pas bien dégradée et les nutriments mal absorbés. Une grosse ingestion de sucres raffinés élève considérablement notre niveau d'énergie puis l'abaisse brusquement, ce qui déclenche une envie irrésistible de sucre que nous interprétons comme de la faim : un processus qui nous entraîne dans un cycle incessant.

L'équilibre bactérien

Les bactéries, abondamment présentes dans la flore intestinale, ont également un effet important sur notre digestion. Certaines sont bénéfiques – *Lactobacillus acidophilus* et *Lactobacillus bifidus,* – d'autres sont inoffensives et d'autres encore, nombreuses, sont potentiellement pathogènes, telles que les *Citrobacter freundii*, *Klebsiella pneumoniae* et le genre *Bacillus*. Aussi, l'équilibre bactérien au niveau intestinal est-il essentiel au bon fonctionnement de l'appareil digestif. Un examen des selles vous permettra de savoir comment se porte le vôtre.

Vérifiez le fonctionnement de votre appareil digestif

Votre langue est déjà un indicateur de la santé de votre système digestif. Regardez-la dans un miroir. La majorité de mes clients souffrant de problèmes digestifs ont la langue blanche ou légèrement verdâtre. Si tel n'est pas votre cas mais que vous avez une alimentation riche en graisses saturées, en aliments raffinés ou en sucre, cela ne signifie pas que vos intestins sont en parfait état.

Si vous avez une légère protubérance juste sous le sternum, ce peut être un signe de gonflement de l'estomac, un symptôme dont se plaignent fréquemment mes clients

Lorsque nous mâchons facilitent la décomposit

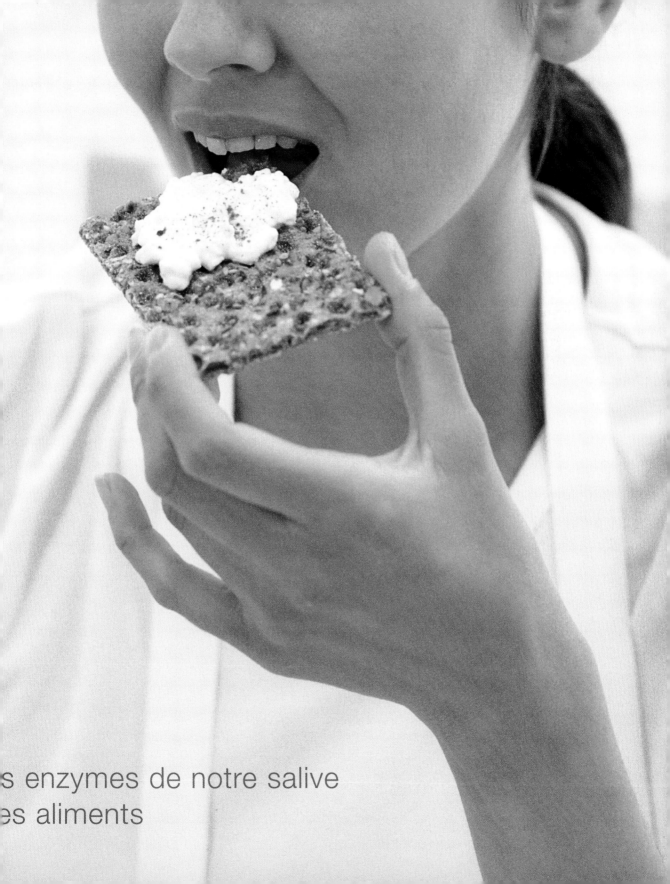

les enzymes de notre salive
es aliments

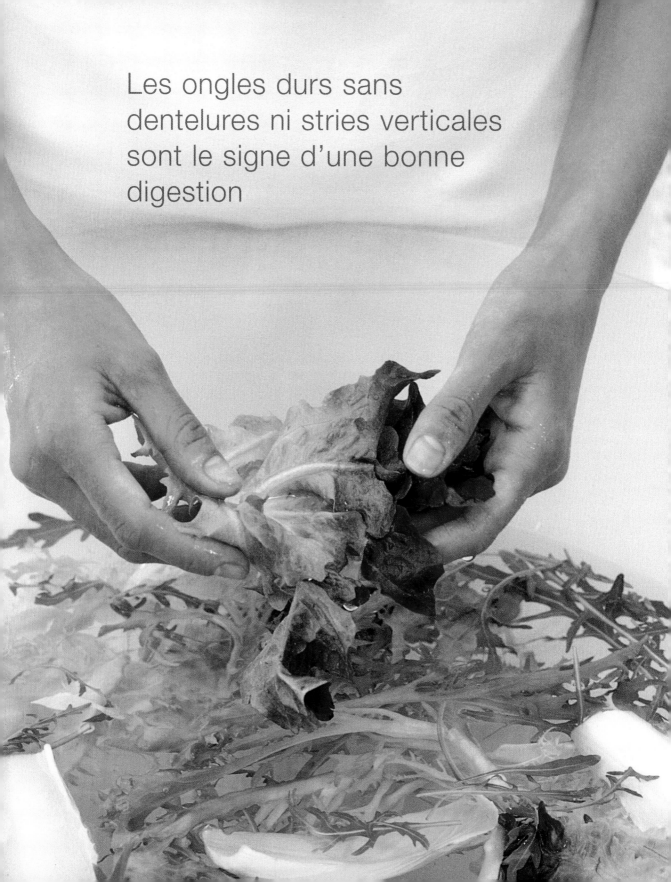

Les ongles durs sans dentelures ni stries verticales sont le signe d'une bonne digestion ces dernières années. Les flatulences, la diarrhée, la constipation et une haleine fétide indiquent aussi une mauvaise digestion. Les personnes dont les ongles sont mous, s'écaillent ou se cassent facilement remarquent souvent une amélioration après un changement de leurs habitudes alimentaires.

Des dangers cachés

De bonnes bactéries entrent dans la composition de nombreux yaourts et boissons fermentés. Cependant, même si l'on en consomme en grande quantité, leur effet sur notre flore intestinale reste limité. En outre, beaucoup de produits présentés comme bénéfiques pour la santé contiennent un taux élevé de sucre ajouté. Celui-ci donne bon goût au produit et, dans la mesure où les bactéries s'en nourrissent, garantit leur survie lors du conditionnement et du stockage. Cependant, dans l'intestin, toutes les bactéries, qu'elles soient bénéfiques ou pathogènes, se nourrissent de sucre, d'où la limite des bienfaits de ces yaourts et boissons pour notre organisme.

Trop de sucre encourage donc la prolifération des bactéries pathogènes, sans compter que cela entraîne un gain de poids et déclenche des envies irrésistibles pour certains aliments. En excluant les sucres raffinés de votre alimentation, vous pouvez améliorer votre digestion et réduire ces envies.

Sachez que les produits allégés contiennent souvent du sucre ajouté. Aussi, un régime pauvre en graisses ou basé sur le contrôle des calories risque d'être riche en sucres raffinés, ce qui est mauvais pour la santé de vos intestins.

Les levures

Les intestins contiennent également des levures qui sont susceptibles d'affecter la digestion. La plus connue est le champignon *Candida albicans*. Sa présence peut se manifester par le muguet, la fatigue ainsi que des envies de sucre et d'alcool. En quantité modérée, les levures jouent un rôle positif.

Néanmoins, elles tendent à proliférer si votre alimentation contient beaucoup de sucre, d'alcool et de graisses saturées.

Inflammation des intestins

Une grande concentration de bactéries pathogènes et de levures, associée à un nombre moindre de bonnes bactéries, provoque une inflammation de la paroi intestinale. Cette barrière sensible est aussi fine que les paupières et de ce fait très fragile. Lorsqu'elle est enflammée, de minuscules particules d'aliment passent au travers. Le système immunitaire réagit alors immédiatement pour neutraliser ces éléments indésirables et le fera chaque fois que cet aliment entrera dans votre bouche. C'est ainsi que naissent les intolérances alimentaires : si votre intestin est en mauvaise santé, ce que vous mangez aujourd'hui peut entraîner un problème demain.

Les parasites

Agissant à travers la peau ou transmis par la nourriture ou l'eau, ils peuvent provoquer des problèmes digestifs au même titre que les bactéries pathogènes. Le plus commun est le *Blastocystis hominis* à l'origine du syndrome de l'intestin irritable (SII).

Si vous pensez avoir un parasite ou un problème bactérien, faites un examen des selles ou consultez un médecin phytothérapeute qui vous prescrira un remède contenant de l'hydraste du Canada, de l'extrait de pépins de raisin, de la berbérine ou de l'extrait de noix noire. Si vous êtes enceinte ou souffrez d'une maladie de l'appareil digestif, voyez votre médecin traitant.

En encourageant la prolifération des bonnes bactéries et en réduisant le taux des bactéries pathogènes, du sucre, des levures et d'éventuels parasites, vous améliorerez considérablement vos chances d'avoir une bonne digestion.

Manger **sainement** encourage la **prolifération** des **bonnes bactéries** et **réduit** le nombre des **bactéries pathogènes**, des levures et d'éventuels parasites.

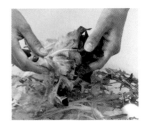

Glucides simples et glucides complexes

Que pouvez-vous manger pour faciliter la digestion ? Des aliments contenant des glucides communément appelés sucres. Ceux-ci sont transformés par l'organisme en glucose, qui sert de carburant aux cellules pour produire l'énergie nécessaire aux fonctions vitales : respirer, penser, bouger, digérer, etc. Les aliments glucidiques simples sont rapidement transformés et fournissent immédiatement de l'énergie. Cependant, ce niveau d'énergie redescend aussi vite qu'il est monté, la sensation de faim vous gagnant de nouveau. Vous mangez donc davantage et grossissez. Les aliments glucidiques complexes surtout associés à des fibres sont transformés en glucose plus lentement. Aussi, en en consommant une quantité raisonnable, il est possible de maigrir.

La dégradation des aliments est comparable à la transformation d'une carotte crue en jus. Les fibres que contient ce légume ralentissent la digestion, encouragent la baisse du cholestérol et améliorent l'équilibre bactérien de l'intestin. Elles sont aussi essentielles au bon fonctionnement du système cardio-vasculaire et recèlent encore bien d'autres bienfaits. La longue transformation de la carotte en glucose élève lentement le taux de celui-ci dans le sang. De ce fait, elle est classée parmi les aliments contenant des glucides complexes. Lorsque vous buvez du jus de carotte, les nutriments sont absorbés plus facilement par l'organisme. Cela étant, le jus se transforme rapidement en glucose car les fibres ont disparu. Bien qu'il soit riche en nutriments, c'est un produit raffiné, classé parmi les aliments glucidiques simples.

La production d'insuline

Le taux de glucose sanguin, ou glycémie, fluctue constamment. Lorsqu'il est trop élevé pour les besoins immédiats de l'organisme, c'est-à-dire quand le glucose n'est pas utilisé pour produire de l'énergie, le pancréas libère de l'insuline. Au travers d'une série de réactions biochimiques, cette hormone permet le stockage de l'excès de glucose dans les muscles et le foie pour qu'il soit utilisé plus tard. Quand ces réserves sont pleines, le glucose peut être stocké sous forme de graisses. Un régime riche en aliments qui se transforment rapidement en glucose stimule la sécrétion d'insuline et entraîne l'augmentation des réserves adipeuses. Au contraire, un régime riche en aliments à la décomposition lente permet de maintenir le taux d'insuline à son minimum et de réduire ces réserves, à condition de manger en quantité raisonnable.

Le régime proposé dans ce livre

Vous vous êtes déjà fait une idée sur mon régime. Il comprend principalement des protéines issues d'aliments maigres, des graisses essentielles, des fibres et des glucides à absorption lente.

Ce livre débute par un régime destiné à améliorer la digestion et réduire la fermentation intestinale, qui permet d'instaurer les fondations nécessaires à une bonne digestion et à la perte de poids. Il constitue la partie la plus difficile de mon programme mais cela ne doit pas vous décourager car il ne dure que 7 jours. Vous pouvez le suivre pendant deux semaines, mais pas plus. Pourquoi pas l'entreprendre avant des vacances ou après les fêtes de fin d'année ?

Cette première étape est suivie d'un programme à long terme pour maigrir lentement mais sûrement tout en bénéficiant d'une alimentation saine, riche en nutriments et en fibres, grâce à un apport équilibré en glucides complexes et en protéines, nécessaires à une bonne santé. Mais n'oubliez pas que la réussite d'un régime dépend toujours d'une activité physique. Si vous n'en pratiquez aucune, vos chances seront maigres. Ce programme est simple et ses effets durables.

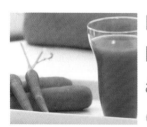

La **dégradation** des aliments lors de la digestion est comparable à la **transformation** d'une **carotte** crue en **jus**

Jus et soupes passées sont considérés comme bénéfiques pour la santé. Cependant, ils doivent obligatoirement être pris au sein d'un repas contenant des protéines et des fibres, qui ralentissent la digestion. Le taux élevé de glucose, dû à la consommation de glucides simples, stimule la production d'insuline, ce qui entrave la perte de poids.

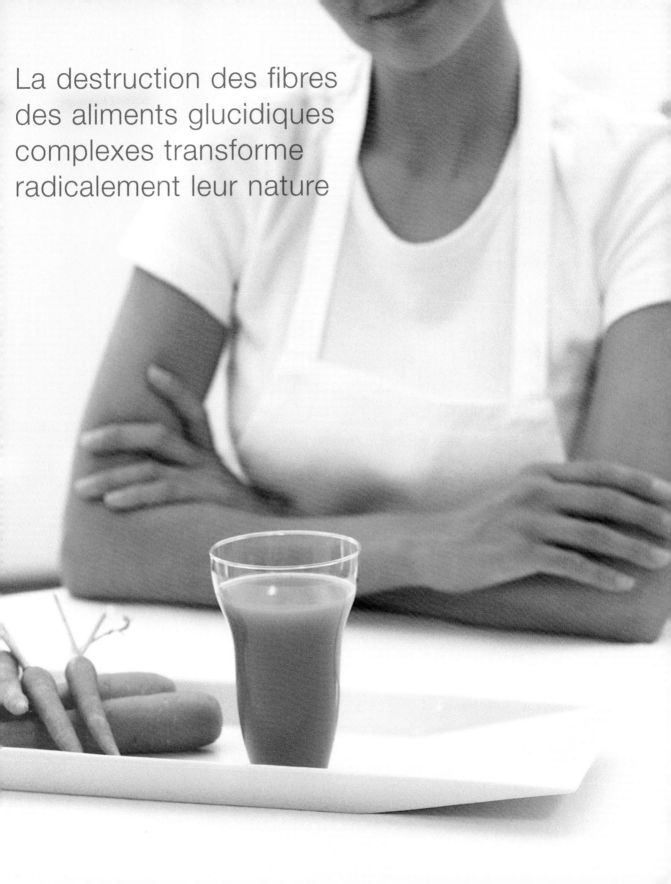

La destruction des fibres
des aliments glucidiques
complexes transforme
radicalement leur nature

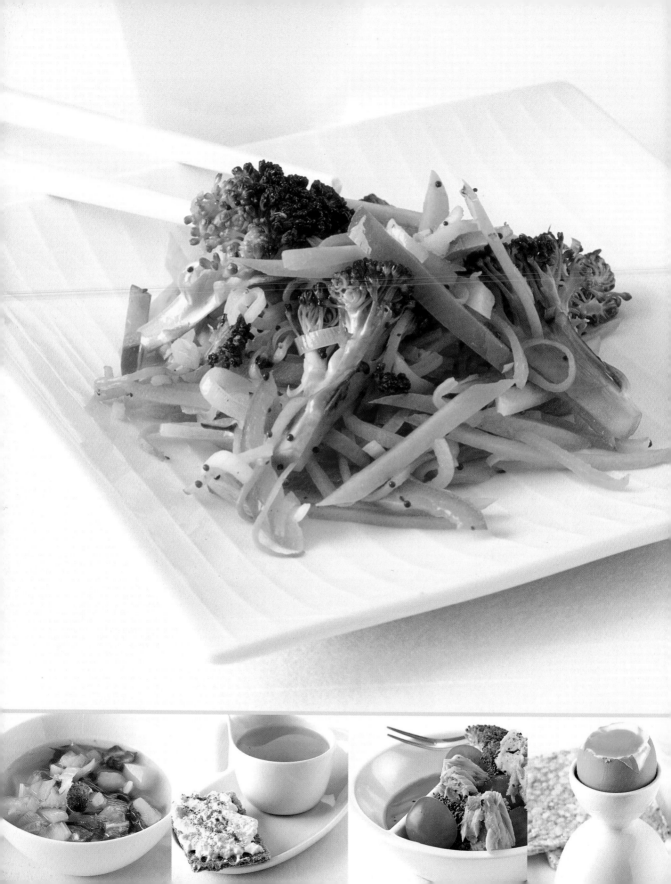

Régime 7 jours

Ce régime facilite une bonne digestion grâce à une consommation réduite de glucides et de graisses saturées. Sept jours suffisent pour que votre organisme s'adapte à ce changement d'alimentation et en tire les bénéfices qui vous permettront de perdre du poids de manière réaliste. Vous allez manger fréquemment pour ne pas éprouver la sensation de faim mais en petites quantités. Suivez les menus car ils sont sains et équilibrés. Si vous n'aimez pas certains plats, substituez une recette à une autre en respectant l'ordre des repas. Les quantités indiquées correspondent à une portion. Avant de commencer, lisez attentivement la remarque à l'attention des lecteurs à gauche du sommaire.

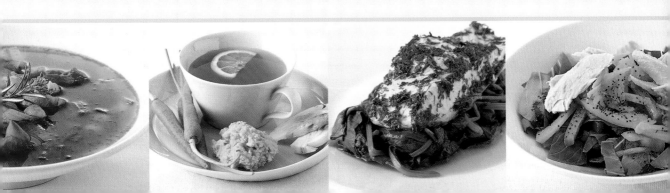

Préparation du régime 7 jours

Les trois jours précédant le début de votre régime, notez tout ce que vous mangez et buvez. Cela vous aidera à identifier les aliments qui constituent la base de votre alimentation actuelle et à mieux connaître votre état de santé (voir pp. 20-21). Allez faire les courses en vue de vos 7 jours de diète, avant de l'entreprendre.

Journal de bord de votre alimentation

Il est très important de faire le point sur vos pratiques alimentaires avant de commencer. Photocopiez cet agenda et remplissez-le le plus scrupuleusement possible. Pendant 3 jours, faites la liste de tout ce que vous mangez et buvez, sans oublier de noter l'heure. En bas, écrivez comment vous vous sentez physiquement – apathique, ballonné – mais aussi psychologiquement. Au cours de la semaine, vous allez vous habituer à de nouvelles pratiques alimentaires. Ce journal vous sera utile pour vous souvenir de ce que vous mangiez avant d'entamer votre régime, y compris les sucreries, et pour connaître l'impact qu'avait ce type de nourriture sur votre santé. Il vous permettra de constater d'autant mieux combien les changements dans votre alimentation peuvent contribuer à votre bien-être. Mettez ce journal bien en vue, de préférence où vous rangez de la nourriture – placard de cuisine, réfrigérateur, tiroir de votre bureau –, il vous aidera à ne pas craquer !

JOUR 1

Heure	Plats, en-cas, sucreries, boissons

Sensations

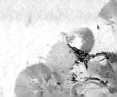

JOUR 2

Heure   Plats, en-cas, sucreries, boissons

Sensations

JOUR 3

Heure   Plats, en-cas, sucreries, boissons

Sensations

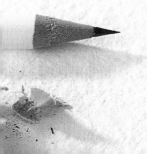

Courses pour le régime 7 jours

Avant de débuter votre régime (voir l'encadré ci-dessous), faites les courses pour les 7 jours, à part quelques légumes et le poisson frais que vous achèterez durant la semaine. Si vous avez tous les ingrédients sous la main au moment de la préparation, votre diète sera plus facile à suivre et vous n'aurez pas l'excuse de courir acheter un plat tout préparé au dernier moment sous prétexte que vous n'aurez rien à la maison. Photocopiez la liste des ingrédients et emportez-la en courses. Vous pouvez acheter des produits biologiques si vous le souhaitez mais sachez que la réussite de votre régime n'en dépend pas.

NE COMMENCEZ PAS UN LUNDI

Combien de fois avez-vous renoncé à entreprendre un régime le week-end en vous disant « je commencerai lundi » ? Par expérience, je sais que lorsque l'on débute le régime sur 7 jours un lundi, le week-end suivant nous semble terriblement loin. Aussi est-il préférable de commencer un mercredi ou un jeudi. Ainsi, si vous vous sentez fatigué ou si vous ressentez les symptômes décrits pp. 20 et 21, les choses vous sembleront plus faciles car le week-end arrivera vite. Le lundi suivant, vous devriez être en pleine forme pour débuter une nouvelle semaine.

Liste des courses pour le régime

Céréales, graines, fruits secs

- [ ] 450 g (1 lb) d'avoine pour bouillie
- [ ] 450 g (1 lb) de quinoa

- [ ] 1 paquet de galettes de riz sans sel
- [ ] 1 paquet de biscuits d'avoine à l'huile d'olive
- [ ] 1 paquet de biscuits scandinaves au seigle

- [ ] 1 petit paquet de graines de potiron
- [ ] 1 petit paquet de graines de sésame
- [ ] 1 petit paquet de graines de tournesol
- [ ] 1 petit paquet de graines de lin
- [ ] 1 petit paquet de pignons

- [ ] 250 g (9 oz) de raisins secs
- [ ] 2 petits paquets contenant des noix de cajou, du Brésil, des amandes, des noix, des noisettes

Pour le muesli

Choisissez quatre céréales et achetez un petit paquet de chaque, prenez-les en flocons :
- [ ] Orge
- [ ] Seigle
- [ ] Avoine
- [ ] Millet*
- [ ] Riz*
- [ ] Quinoa*
- [ ] Sarrasin*

*Prenez ces graines, si vous êtes soumis à un régime sans gluten.

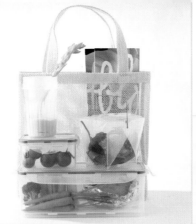

Les recettes de ce régime sur 7 jours sont simples, elles nécessitent peu de préparation et un temps de cuisson minimal.

Huiles, bouillons, épices

- [ ] Huile d'olive pressée à froid
- [ ] Huile de sésame pressée à froid

- [ ] Bouillon végétal sans levure
- [ ] Poudre de mangue (rayon épices des supermarchés ou épiceries indiennes, peut être remplacée par du jus de citron

- [ ] 1 noix de muscade entière
- [ ] 1 petit pot de cannelle en poudre
- [ ] 1 petit pot de cardamome
- [ ] 1 petit pot de graines de carvi
- [ ] 1 petit pot de graines de cumin
- [ ] 1 petit pot de graines de coriandre
- [ ] 1 petit pot de garam masala
- [ ] 1 petit pot de poivre noir en grains
- [ ] 1 petit pot de poivre de Cayenne
- [ ] 1 petit pot de crème de sésame (tahiné)
- [ ] 1 petit pot de curcuma

Conserves

- [ ] 1 boîte de haricots variés
- [ ] 1 boîte de lentilles
- [ ] 2 boîtes de pois chiches
- [ ] 2 boîtes de tomates concassées
- [ ] 2 boîtes de thon au naturel ou du thon frais
- [ ] 1 boîte de hommos (pour le préparer vous-même, voir p. 26)

Légumes frais

- [ ] 4 oignons moyens
- [ ] 1 petit oignon rouge
- [ ] 1 potiron
- [ ] 10 carottes
- [ ] 250 g (9 oz) d'épinards en branches
- [ ] 1 petit fenouil
- [ ] 2 petites bottes de céleri
- [ ] 2 poireaux moyens
- [ ] 2 pak-choï*
- [ ] 4 petites fleurs de brocoli
- [ ] 1 petit chou vert

- [ ] 12 tomates cerises
- [ ] 4 tomates moyennes, si vous n'utilisez pas de conserves
- [ ] 1 paquet de salade mixte
- [ ] 1 avocat
- [ ] 1 concombre
- [ ] 3 poivrons jaunes ou verts
- [ ] 1 botte de cresson
- [ ] 6 citrons
- [ ] 2 têtes d'ail
- [ ] 1 racine de gingembre de 5 cm (2 in)

Produits surgelés

- [ ] 50 g (2 oz) de petits pois
- [ ] 50 g (2 oz) de crevettes, ou de crevettes fraîches

*En vente dans les magasins asiatiques.

Produits laitiers

- [ ] 1 pot de fromage blanc
- [ ] 1 grand pot de yaourt nature fermenté

Poissons et crustacés

- [ ] 50 g (2 oz) de crevettes fraîches si vous n'utilisez pas les crevettes surgelées
- [ ] 100 g (4 oz) de poisson maigre

Autres

- [ ] 6 œufs
- [ ] 150 g (6 oz) de tofu

Herbes aromatiques

- [ ] Basilic
- [ ] Menthe
- [ ] Persil
- [ ] Coriandre
- [ ] Aneth
- [ ] Romarin

À acheter pendant le week-end

- [ ] 6 tomates moyennes si vous n'utilisez pas de conserve
- [ ] 300 g (10 oz) de saumon (si vous choisissez cette option pour le dîner du 5e jour et le déjeuner du 6e)

Les réactions de l'organisme

Ce régime a pour but d'améliorer la digestion en excluant les glucides simples, les excitants et les graisses saturées. Si votre alimentation comprend l'un d'eux, votre organisme peut être sujet à des changements qui auront des effets bénéfiques sur votre santé.

PRÉCAUTIONS IMPORTANTES

Les régimes, quels qu'ils soient, ne sont pas recommandés aux enfants, sauf absolue nécessité, et doivent être soumis à un avis médical. Celui-ci est déconseillé aux moins de 17 ans, aux femmes enceintes et aux diabétiques. Si vous souffrez d'une maladie, telle que le diabète, consultez votre médecin avant de l'entreprendre.

Votre état de santé

Pendant cette diète, certaines personnes sont pleines de vitalité, dorment bien et ont les idées claires. D'autres ne sont pas spécialement en forme. Si c'est votre cas, ne vous découragez pas, car ces 7 jours constituent une phase importante pour vous sentir bien par la suite et continuer à avoir une alimentation saine. Plus vous êtes habitué à ne pas consommer les trois substances exclues de ce régime et plus vous risquez d'être sujet aux symptômes suivants :

- Fatigue
- Envies irrésistibles de certains aliments
- Mauvaise haleine
- Légère diarrhée
- Important besoin de dormir
- Apparition de boutons

Cela étant, l'organisme ne réagit pas de la même manière chez tout le monde et il se peut que vous n'en ayez aucun. En tout état de cause, cela ne doit pas vous arrêter car pour désagréables qu'ils soient, ces symptômes indiquent un changement positif.

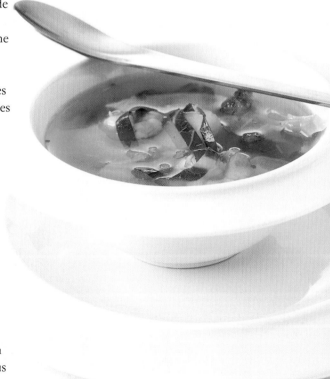

Ce régime, court et simple, a pour but de purifier votre organisme en annulant les effets néfastes des 3 substances qui en sont exclues.

Les symptômes : signes de changement

Ces symptômes sont les plus répandus, il est possible que vous les ayez au début du régime. Ils seront plus ou moins importants en fonction de votre consommation de glucides simples, excitants et graisses saturées. Mais ne craignez rien, ils sont passagers.

Vous ressentez plus de fatigue

Le café et les glucides simples (voir p. 12), que vous prenez en grande quantité pour vous donner de l'énergie, facilitent le fonctionnement de vos glandes surrénales. Avec la suppression du café et des sucres, ces glandes commencent à sécréter moins d'adrénaline, ce qui influe sur la stabilisation de la glycémie. Aussi se peut-il que vous vous sentiez plus fatigué que d'habitude.

Vous avez envie de dormir davantage

Le repos est l'un des éléments fondamentaux de ce régime. Mieux vaut ne pas prévoir trop de sorties et vous coucher tôt, car durant ces 7 jours de diète, nombreuses sont les personnes qui dorment très profondément et ont plus besoin de dormir qu'à l'accoutumée.

Vous avez des envies irrésistibles de sucre

Si vous consommez des glucides simples et des produits raffinés en grande quantité, vous aurez terriblement envie de manger des sucreries. Les bactéries pathogènes et les levures se nourrissent de sucres simples et prolifèrent grâce à eux (voir pp. 8 à 11). En supprimant ceux-ci de votre alimentation, vous les affamez, aussi risquent-elles de réclamer !

Vous avez mauvaise haleine

N'étant plus entravé dans son fonctionnement par la consommation de glucides simples, excitants, graisses saturées et produits raffinés, votre appareil digestif est plus efficace. Il peut en résulter une mauvaise haleine et la langue blanche (voir p. 8). Pour atténuer cette gêne temporaire, mâchez du persil et, en vous lavant les dents, faites des gargarismes avec une solution sans sucre.

Vous avez une légère diarrhée

L'augmentation de votre consommation de liquides (eau, soupes) et de fibres risque de stimuler les mouvements des intestins et de ramollir les selles. Cela prouve que le régime fait son effet ! Et c'est bon pour la santé. Inversement, il est possible que certaines personnes souffrent d'une légère constipation pendant un ou deux jours. Rien d'alarmant !

Vous avez des boutons

Des boutons peuvent apparaître, en particulier autour du menton. Cela indique que votre appareil digestif se purifie. C'est bon signe ! Le changement est en marche. Soyez patient, cela ne va pas durer.

Soupes
du régime 7 jours

Pourquoi des soupes ? Le bouillon de légumes est riche en minéraux et a une action purifiante. Il permettra d'augmenter votre consommation de liquides tout au long de cette semaine et facilitera un retour rapide au bon fonctionnement de l'appareil digestif.

Les deux soupes de légumes constituent un apport très important en nutriments facilement absorbables, en fibres et en liquides. Elles contribuent aussi à améliorer la digestion, objectif premier de cette diète.

Ces trois soupes sont faciles à faire, que les cuisiniers les plus inexpérimentés ne s'inquiètent pas ! Elles se conservent au réfrigérateur pendant une semaine et peuvent se congeler. Préparez-les un jour avant de commencer votre régime. Au travail, emportez-les dans une thermos car vous en boirez durant la journée.

Bouillon de légumes
à prendre comme en-cas 2 fois par jour pendant 7 jours

4 carottes, coupées
½ botte de céleri, petite, taillée en gros morceaux
1 oignon moyen, coupé en quatre
2 gousses d'ail
3,5 l (6 pints) d'eau
3 brins de persil, hachés
1 grosse poignée de feuilles d'épinards, coupées
½ cuil. à café de poivre de Cayenne
Jus de citron

Mettre les carottes, le céleri, l'oignon et l'ail dans une grande marmite. Verser l'eau, porter à ébullition et laisser frémir 20 mn à feu doux.

Ajouter le persil et les épinards puis cuire encore 10 mn. Passer le bouillon. Assaisonner avec le poivre de Cayenne et un peu de citron si vous voulez le relever. Conserver au réfrigérateur.

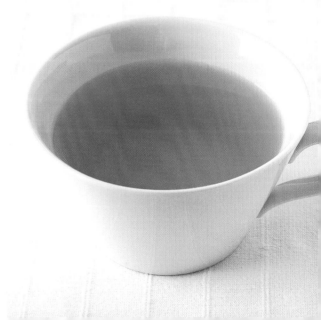

Soupe à la tomate et au romarin

pour 3 repas durant les 3 premiers jours

1 oignon moyen, coupé en dés

2 branches de céleri, tronçonnées

1 carotte, coupée en dés

1 grosse gousse d'ail, écrasée

400 g (14 oz) de tomates en boîte, coupées

1 brindille de romarin frais

1 cuil. à café de poudre de mangue ou le jus de 1 citron

1 litre (1¾ pints) de bouillon de légumes ou de poulet maison

ou 1 cuil. à soupe de bouillon en poudre, sans levure,

dans 1 l (1¾ pints) d'eau

50 g (2 oz) d'épinards, coupés en lanières

1 pak-choï moyen, coupé en lanières

Poivre noir fraîchement moulu

Faire chauffer 2 cuil. à soupe d'huile d'olive dans un grand faitout. Faire revenir les oignons, les carottes, le céleri et l'ail et cuire à feu doux jusqu'à ce qu'ils soient tendres. Ajouter les tomates, le romarin et la poudre de mangue (ou le jus de citron). Cuire 5 mn puis ajouter le bouillon et laisser frémir 15 mn. Les légumes doivent être cuits sans exagération.

Ajouter les épinards, le pak-choï et cuire 2 ou 3 mn, le temps qu'ils se flétrissent. Enlever le romarin et assaisonner de poivre. Faire 3 portions et conserver au réfrigérateur.

Soupe de légumes

pour 3 des repas des 4e, 6e et 7e jours

1 cuil. à café de graines de carvi

1 cuil. à café de graines de cumin

1 oignon moyen, coupé en dés

1 gousse d'ail, écrasée

200 g (7 oz) de potiron, pelé et coupé en petits cubes

½ petit chou vert, coupé en lanières

1 petite pomme de brocoli, séparée en bouquets

1 branche de céleri, tronçonnée

1 petite carotte, coupée en dés

½ poireau moyen, finement taillé en rondelles

1,5 l (2½ pints) de bouillon de légumes ou de poulet maison

ou 1 cuil. à soupe de bouillon en poudre, sans levure,

dans 1,5 litre (2½ pints) d'eau

1 feuille de laurier

Poivre noir

Faire légèrement dorer les graines à feu moyen, dans une poêle à fond épais, pendant quelques minutes.

Dans un grand faitout, faire chauffer 2 cuil. à soupe d'huile d'olive et faire revenir l'oignon et l'ail pendant 5 mn. Ajouter les autres légumes et les graines. Les faire cuire 5 mn puis les couvrir de bouillon et laisser frémir 10 mn. Verser le reste du bouillon, mettre les feuilles de laurier, assaisonner de poivre et laisser frissonner 20 mn, jusqu'à ce que les légumes soient cuits. Faire 3 portions et conserver au réfrigérateur.

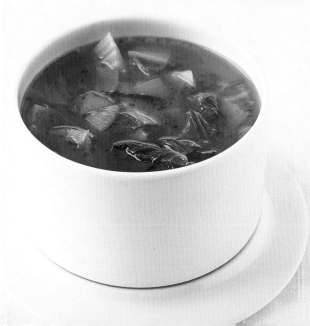

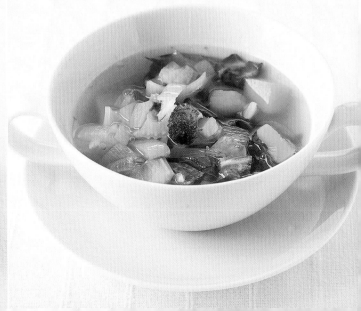

Jour 1

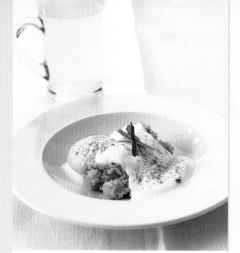

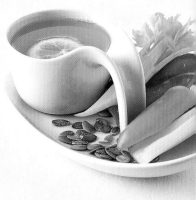

C'est le 1er jour de votre régime et vous êtes certainement plein de bonnes intentions. Aujourd'hui, cela ne devrait pas être dur car la nourriture que vous allez manger est variée et savoureuse. En outre, votre organisme ne réagira pas au changement d'alimentation avant cette nuit ou demain matin.

N'oubliez pas de boire beaucoup d'eau et de tisanes entre les repas. Essayez de ne pas vous énerver le soir. Les quantités indiquées correspondent à une portion.

Petit déjeuner

Il comprend les ingrédients nécessaires pour vous donner suffisamment d'énergie afin de partir du bon pied.

Jus de ½ citron dans un verre d'eau chaude

Bouillie d'avoine à la cannelle

RECETTES

2 cuil. à soupe d'avoine
50 ml (2 fl oz) d'eau
2 cuil. à soupe de yaourt nature fermenté
1 pincée de cumin en poudre

Verser l'avoine dans l'eau et porter à ébullition. Laisser frémir pendant une minute, jusqu'à ce que les céréales soient tendres.

Retirer du feu et laisser reposer 1 mn avant de servir. Ajouter le yaourt et saupoudrer de cannelle.

En-cas du matin

Bien que vous ayez pris un bon petit déjeuner, vers 10 h 30 vous aurez probablement faim.

200 ml (7 fl oz) de bouillon de légumes

2 morceaux de poivrons rouges et orange, 1 branche de céleri et 1 cuil. de graines de potiron

AMÉNAGEZ VOTRE EMPLOI DU TEMPS

Ce régime est basé sur des plats maison faits à partir de produits frais. Allouez-vous donc un peu de temps pour préparer vos en-cas et cuisiner avant chaque repas.

Le matin, il vous suffira de vous lever un peu plus tôt pour préparer ce que vous emmènerez au travail. Si vous êtes toujours sur les chapeaux de roue, c'est peut-être l'occasion de lever le pied. Prendre le temps de préparer le repas le soir permet aussi de « déconnecter ».

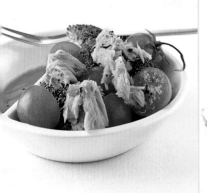

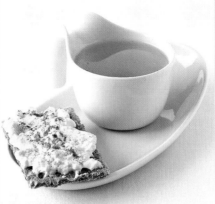

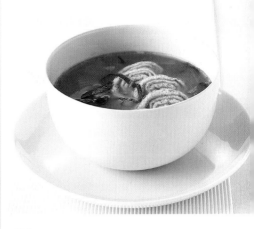

Déjeuner

Si vous avez pris votre en-cas vers 0 h 30, déjeunez autour de 13 h pour que votre niveau énergétique reste constant.

Salade de brocoli et de tomates avec du tofu ou du thon

Goûter

Manger l'après-midi est très important car le dîner est loin du déjeuner. Prenez cet en-cas vers 16 h.

200 ml (7 fl oz) de bouillon de légumes

1 crack-pain scandinave au seigle tartiné de fromage blanc saupoudré de garam masala

Dîner

Ce plat sera vite prêt si vous avez préparé les soupes à l'avance. Si ce n'est pas le cas, voir la recette de cette soupe p. 23.

Soupe à la tomate et au romarin, agrémentée de haricots ou d'omelette

---

Jus de ½ citron

25 g (1 oz) de tofu ou 50 g (2 oz) de thon en boîte

50 g (2 oz) de brocoli, séparé en bouquets

4 tomates cerises, coupées en deux

Poivre noir fraîchement moulu

Préparer une marinade à base de jus de citron et de poivre.

Couper le tofu* en cubes, ou émietter le thon, et l'ajouter à la marinade.

Mettre le brocoli, les tomates puis le tofu, ou le thon, dans un saladier et assaisonner d'huile d'olive avant de servir.

*Conserver le reste du tofu ou du thon au réfrigérateur pour le déjeuner du 4e jour.

POUR EMPORTER VOS REPAS

Vous travaillez ou êtes absent de chez vous toute la journée ? Ne vous inquiétez pas, cela ne doit pas vous empêcher de suivre votre régime. Préparez vos en-cas et votre déjeuner la veille ou le matin et mettez-les dans une boîte hermétique. Faites chauffer votre soupe le matin et emportez-la dans une thermos.

Au travail, aménagez-vous des pauses pour prendre le temps de manger. C'est important pour ne pas laisser le stress enrayer votre digestion.

350 ml (12½ fl oz) de soupe à la tomate et au romarin

2 cuil. à soupe de haricots variés, en boîte ou secs, ou 1 œuf

1 pincée de curcuma en poudre

Poivre noir fraîchement moulu

Si vous utilisez les haricots, les faire chauffer avec la soupe, à feu doux, et servir.

Si vous préférez la soupe à l'omelette, battre l'œuf en ajoutant une cuil. d'eau. Assaisonner de poivre et de curcuma.

Huiler une poêle avec de l'essuie-tout imprégné d'huile d'olive. Faire dorer l'omelette à feu doux d'un côté puis de l'autre. La mettre sur une planche et, une fois froide, la rouler puis la couper en fins morceaux.

Faire chauffer la soupe, ajouter l'omelette et servir.

Jour 2

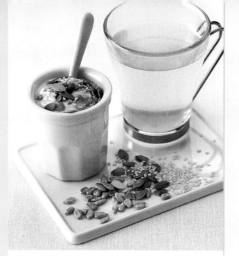

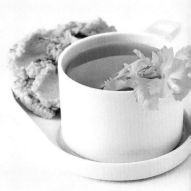

Résistez à la tentation ! Votre organisme commence à se purifier sous les effets de votre régime, votre digestion est en voie d'amélioration. N'oubliez pas de boire beaucoup, si l'eau vous paraît fade, ajoutez-y quelques rondelles de concombre ou un peu de jus de citron vert.

Si vous travaillez aujourd'hui, n'oubliez pas de préparer vos en-cas et votre déjeuner pour les emporter !

Petit déjeuner

Pour bien faire, il faut prendre le petit déjeuner dans l'heure qui suit le réveil afin de recouvrer l'énergie que nous dépensons durant la nuit.

Jus de ½ citron dans un verre d'eau chaude

Yaourt aux 3 graines

RECETTES

3 cuil. à soupe de yaourt nature fermenté
1 cuil. à soupe de graines de potiron
1 cuil. à soupe de graines de tournesol
1 grosse cuil. à soupe de graines de sésame
1 pincée de cannelle en poudre

Mettre 3 grosses cuil. à soupe de yaourt dans un bol. Parsemer de graines et saupoudrer de cannelle.

En-cas du matin

Un en-cas en milieu de matinée est essentiel pour ne pas avoir faim avant le déjeuner. Il vous permettra de tenir jusqu'au prochain repas.

200 ml (7 fl oz) de bouillon de légumes

1 galette de riz au hommos

420 g (15 oz) de pois chiches en boîte*
2 cuil. à soupe de tahiné (crème de sésame)
2 cuil. à soupe de jus de citron
1 gousse d'ail, écrasée
Huile d'olive et poivre de Cayenne
Poivre noir fraîchement moulu

Passer au mixeur les pois chiches, la tahiné, le jus de citron, l'ail et un peu de poivre. Placer le hommos sur une petite assiette, l'assaisonner d'huile d'olive et de poivre de Cayenne.

Étaler une cuil. de hommos sur une galette de riz.

Couvrir le reste et mettre au réfrigérateur.

*Vous pouvez conserver au réfrigérateur 2 cuil. à soupe de pois chiches pour les ajouter à votre soupe au dîner.

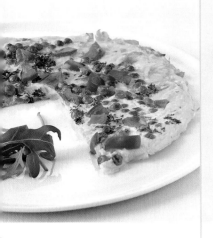

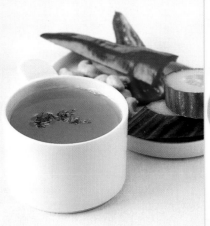

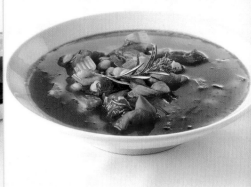

Déjeuner

Si vous êtes au travail et que vous n'avez pas la possibilité de réchauffer votre omelette, mangez-la froide. C'est très bon ! Mâchez lentement...

Omelette végétarienne*

1 petit oignon rouge, finement haché
1 gousse d'ail, écrasée
2 œufs
1 cuil. à soupe de yaourt nature fermenté
½ cuil. à café de paprika
1 cuil. à soupe de persil haché
½ cuil. à soupe de thym haché
2 cuil. à soupe de petits pois
1 tomate mûre moyenne, coupée en dés
Poivre noir

Dans une poêle, faire chauffer 1 cuil. à soupe d'huile d'olive à feu doux pour faire revenir l'oignon et l'ail. Battre les œufs avec le yaourt, le paprika, les herbes et le poivre puis verser dans la poêle. Parsemer les petits pois et les tomates sur le dessus. Servir une fois les œufs cuits.

*Garder un morceau d'omelette pour le goûter de demain.

Goûter

Cet en-cas composé de noix de cajou et de crudités vous aidera à résister jusqu'au dîner.

200 ml (7 fl oz) de bouillon de légumes

10 noix de cajou, 2 épaisses tranches de concombres et 2 morceaux de poivron

QUE POUVEZ-VOUS BOIRE ?

Le résultat de ce très court régime dépend de quelques règles élémentaires. Si vous les respectez, à la fin des 7 jours vous vous sentirez bien, dans le cas contraire vous ne constaterez pas de grand changement. Éviter l'alcool, le café et le thé est la pierre angulaire. Cela vous semble impossible ? Essayez et vous verrez. Vous dormirez mieux, vous réveillerez frais et dispos et aurez moins de coups de barre. Buvez au minimum huit grands verres d'eau par jour pour bien vous hydrater.

Dîner

Le dîner consiste toujours en des protéines et des légumes. Il n'est pas nécessaire de manger des féculents le soir.

Soupe à la tomate et au romarin avec des pois chiches ou du poisson

350 ml (12 fl oz) de soupe à la tomate et au romarin
2 cuil. à soupe de pois chiches ou 100 g (4 oz) de poisson maigre, 1 filet coupé en morceaux
Jus de ½ citron
1 cuil. à café de coriandre en poudre
Poivre noir fraîchement moulu

Ajouter 2 cuil. à soupe de pois chiches à la soupe et faire chauffer à feu doux, à moins que vous ne préfériez le poisson.

Dans ce second cas, laisser mariner le poisson dans le jus de citron auquel vous aurez incorporé la coriandre et le poivre.

Faire chauffer la soupe. Ajouter le poisson et laisser frémir 5 mn, juste le temps nécessaire pour qu'il soit cuit. Servir.

Jour 3

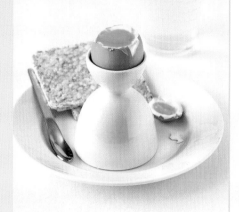

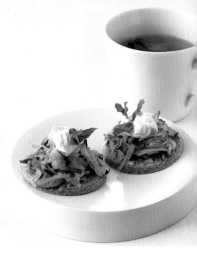

Vous êtes quasiment à la moitié de votre régime, vous devez vous sentir plus léger et moins affamé. Ne vous laissez pas tenter par d'autres aliments que ceux des menus et veillez à ne pas trop manger lors des repas.

Si vous ne restez pas chez vous aujourd'hui, emportez une portion de soupe à la tomate et au romarin que vous aurez passée au mixeur pour en faire un potage velouté.

Petit déjeuner

Les œufs constituent une source importante de protéines, recommandées au petit déjeuner. Durs, mollets ou à la coque !

Jus de ½ citron dans un verre d'eau chaude

1 œuf et 2 galettes de riz

RECETTES

ALIMENTS INDÉSIRABLES

Vous avez remarqué que ce régime excluait totalement la viande. La raison en est que les graisses saturées qu'elle contient – en particulier dans la viande rouge – encourage la prolifération des bactéries pathogènes et des potentielles levures dans l'intestin (voir pp. 8 à 11 et 50). Ces graisses sont donc néfastes à la digestion.

En-cas du matin

Si vous travaillez, préparez le yaourt à la menthe et au concombre à l'avance et conservez-le au réfrigérateur une fois arrivé au travail.

200 ml (7 fl oz) de bouillon de légumes

2 biscuits d'avoine, tartinés de yaourt à la menthe et au concombre

50 g (2 oz) de concombre râpé
2 cuil. à soupe de yaourt nature fermenté
1 ou 2 brins de menthe fraîche, coupés
Poivre noir fraîchement moulu

Unir le concombre et le yaourt. Ajouter la menthe, assaisonner de poivre et bien mélanger.

L'étaler sur les deux biscuits et servir avec le bouillon.

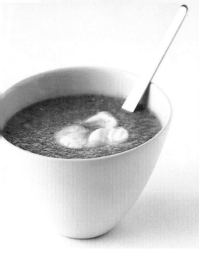

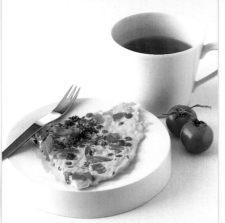

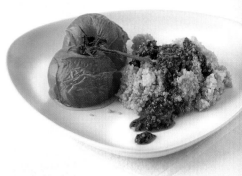

Déjeuner

Passez au mixeur votre dernière portion de soupe à la tomate et au romarin pour varier un peu.

Velouté à la tomate et au romarin

350 ml (12 fl oz) de soupe à la tomate et au romarin
2 cuil. à soupe de yaourt nature fermenté

Faire chauffer la soupe à feu doux.

La verser dans un bol et y ajouter le yaourt juste avant de servir.

Goûter

Sortez du réfrigérateur le morceau d'omelette qui vous reste d'hier midi. Froide, elle est aussi très bonne !

200 ml (7 fl oz) de bouillon de légumes

1 petite part d'omelette et deux tomates cerises

UNE SEMAINE SANS FRUITS

Les fruits sont exclus de ce régime, car ils contiennent du sucre. Le sucre naturel du fruit, le fructose, agit dans l'intestin comme les autres sucres, il encourage la prolifération des bactéries pathogènes et des levures. Le but de ce régime étant d'aider au meilleur fonctionnement possible de votre appareil digestif, les fruits ne sont donc pas au programme pendant ces 7 jours.

Dîner

La cuisson de ce plat très nutritif dure environ 25 mn. Gardez une cuillère de pesto pour l'en-cas de demain matin*

Quinoa au pesto et aux tomates rôties

2 tomates moyennes
2 branches de romarin frais
50 g (2 oz) de quinoa
½ cuil. à café de bouillon en poudre sans levure dans 100 ml (3½ fl oz) d'eau
Pour le pesto :
 1 grosse poignée de basilic frais
 100 ml (3½ fl oz) d'huile d'olive
 100 g (4 oz) de pignons
 1 petite gousse d'ail

Préchauffer le four à 200° C / 400° F (th. 6 pour un four à gaz).

Mettre les tomates et le romarin dans un plat à four, assaisonner d'huile d'olive et laisser cuire 20 mn. Préparer le pesto en passant les ingrédients au mixeur. Faire cuire le quinoa dans l'eau frémissante jusqu'à ce qu'il soit prêt. Ajouter les 3 cuil. de pesto et servir avec les tomates (après avoir enlevé le romarin).

Jour 4

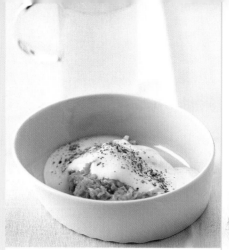
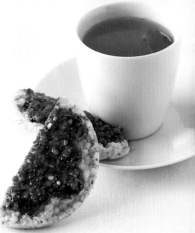

Aujourd'hui, vous mangerez encore léger, aussi essayez de vous occuper agréablement pour ne pas être tenté de grignoter.

Si vous avez déjà préparé la soupe de légumes, faites-en décongeler une portion dans le réfrigérateur dès le matin en vue du dîner. Ce soir, reposez-vous et allez tôt au lit si vous êtes fatigué.

Petit déjeuner

La bouillie d'avoine facilite le bon fonctionnement de l'appareil digestif et fournit la plus grande partie de l'énergie nécessaire pour la matinée.

Jus de ½ citron dans un verre d'eau chaude

Bouillie à la noix de muscade

RECETTES

2 cuil. à soupe d'avoine
50 ml (2 fl oz) d'eau
2 cuil. à soupe de yaourt nature fermenté
Noix de muscade fraîchement râpée

Verser l'avoine dans l'eau et porter à ébullition puis laisser frémir pendant une minute, pour la faire ramollir.

Retirer du feu et laisser reposer 1 mn. Ajouter le yaourt et saupoudrer de noix de muscade avant de servir.

En-cas du matin

Utilisez le pesto, que vous avez préparé pour le dîner d'hier, en ajoutant un peu de citron pour en relever le goût.

200 ml (7 fl oz) de bouillon de légumes

Galette de riz au pesto

Étaler une grosse portion de pesto sur une galette de riz pour accompagner votre soupe.

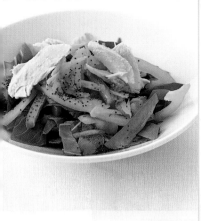

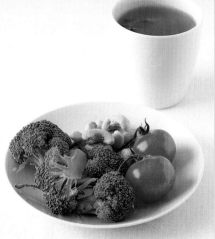

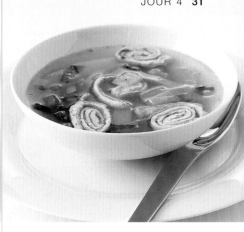

Déjeuner

Prenez le temps de vous asseoir, de manger lentement et de déstresser… Mâchez bien pour vous aider à digérer.

Salade de poivrons et de pak-choï au thon ou au tofu

Goûter

Cet en-cas énergétique vous permettra d'éviter le coup de barre qui suit souvent le repas ou une matinée bien occupée.

200 ml (7 fl oz) de bouillon de légumes

10 noix de cajou, 5 petits bouquets de brocoli et 2 tomates cerises

Dîner

Essayez de ne pas dîner trop tard. Après le repas, attendez au moins 2 h avant d'aller vous coucher.

Soupe de légumes avec des haricots secs variés ou de l'omelette coupée en lanières

us de ½ citron
pincée de garam masala
5 g (1 oz) de tofu, coupé en morceaux, u 50 g (2 oz) de thon en boîte
poivron rouge ou jaune, taillé en lanières
petit pak-choï, taillé en lanières
cuil. à soupe de carotte râpée
oivre noir fraîchement moulu

réparer une marinade à base de jus de itron, de garam masala et de poivre. aisser tremper le tofu ou le thon (il ous en reste du déjeuner du 1er jour) ur chaque côté pendant quelques ninutes.

Mettre le poivron et le pak-choï dans un aladier puis assaisonner avec de l'huile 'olive et du poivre. Ajouter les carottes t le thon – ou le tofu – avec la marinade. Servir.

COURSES POUR LES PROCHAINS REPAS

Jetez un coup d'œil sur les menus de demain pour vous assurer qu'il ne vous manque rien.

Allez acheter du saumon frais aujourd'hui ou demain si vous souhaitez l'utiliser dans la recette du dîner du 5e jour. Vérifiez s'il vous reste des légumes et du yaourt.

350 ml (12½ fl oz) de soupe de légumes
2 cuil. à soupe de haricots secs variés ou de lentilles, ou 1 œuf
1 pincée de curcuma en poudre
Poivre fraîchement moulu

Si vous utilisez les haricots, les faire chauffer avec la soupe à feu doux. Servir.

Si vous préférez l'œuf, le battre en ajoutant une cuil. d'eau. Assaisonner de poivre et de curcuma. Graisser une poêle avec de l'essuie-tout imprégné d'un peu d'huile d'olive. Faire dorer l'omelette à feu doux, d'un côté puis de l'autre. La mettre sur une planche à découper, et une fois froide, la rouler puis la couper en fins morceaux.

Faire chauffer la soupe, ajouter l'omelette et servir.

Jour 5

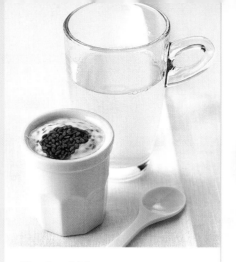

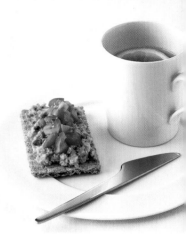

Vous avez déjà parcouru plus de la moitié du chemin et votre organisme réagit différemment. Vous devez ressentir certains des symptômes mentionnés pp. 20 et 21.

Il ne vous reste que trois jours, ce n'est pas le moment de succomber aux tentations ! Si nous sommes samedi ou dimanche, occupez-vous, faites quelque chose qui vous plaît et concentrez-vous sur la sensation de bien-être que vous procure ce régime.

Petit déjeuner

Les graines de lin stimulent les mouvements des intestins et constituent un apport nutritionnel important. Mâchez-les lentement.

Jus de ½ citron dans un verre d'eau chaude

Yaourt nature aux graines de lin

RECETTES

1 cuil. à soupe de graines de lin
3 cuil. à soupe de yaourt nature fermenté
1 pincée de cannelle en poudre

Recouvrir les graines de lin d'eau et les laisser tremper toute la nuit.

Le lendemain matin, les égoutter et les mélanger au yaourt.

Servir avec une pincée de cannelle.

En-cas du matin

Si vous préparez cet en-cas à l'avance, arrosez généreusement l'avocat de citron pour ne pas qu'il noircisse et conservez-le au réfrigérateur.

200 ml (7 fl oz) de bouillon de légumes

1 crack-pain scandinave au seigle, tartiné d'avocat et de tomates

½ petit avocat
Jus de citron
1 tomate cerise, coupée en dés

Dans un bol, mettre l'avocat, une bonne dose de jus de citron et du poivre puis écraser à la fourchette.

Étaler cette crème sur le crack-pain et ajouter les morceaux de tomates. Servir avec le bouillon.

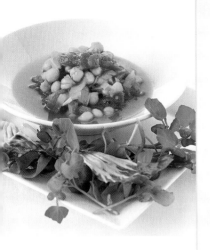

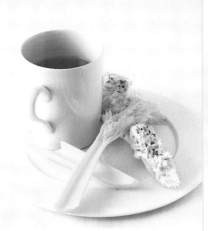

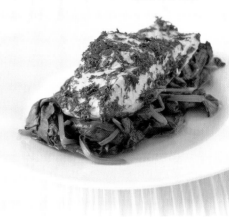

Déjeuner

N'augmentez pas les portions des recettes sous prétexte que vous avez une faim de loup. Elles sont étudiées pour vous rassasier.

Pois chiches en sauce

Goûter

Si vous prenez cet en-cas à la même heure tous les jours, votre niveau énergétique restera constant. Vous ne serez pas tenté de faire des écarts.

200 ml (7 fl oz) de bouillon de légumes
Légume cru nappé de crème de thon

Dîner

Gardez une cuillère d'épinards et une portion de saumon pour demain. Si vous le souhaitez, remplacez le saumon par un œuf poché.

Saumon aux herbes ou œuf poché sur un lit d'épinards

---

cuil. à café de cumin en grains
capsules de cardamome
oignon moyen, haché
gousses d'ail, écrasées
00 g (14 oz) de tomates mûres ou
n boîte, en morceaux ou concassées
20 g (15 oz) de pois chiches en boîte
75 ml (17 fl oz) d'eau

Dans un faitout, faire revenir à feu doux
es épices dans 1 cuil. à soupe d'huile
l'olive chaude pendant 1 mn. Faire
ondre l'oignon et l'ail 5 mn puis ajouter
es tomates et les pois chiches. Verser
l'eau et laisser frémir 10 à 15 mn en
emuant de temps en temps, jusqu'à ce
que la sauce épaississe. Vous servir
cuil. à soupe de pois chiches.
Accompagner d'une salade assaisonnée
d'huile d'olive et de citron. Conserver le
este du plat au réfrigérateur.

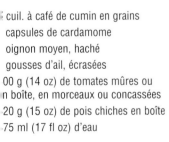

Céleri, carotte ou fenouil
20 g (1 oz) de thon en boîte
2 cuil. à soupe de yaourt nature fermenté
Quelques brins de persil frais, hachés
1 pincée de poivre de Cayenne
Poivre noir fraîchement moulu

Réduire le thon en purée en le mélangeant avec le yaourt, le poivre noir et le persil.

Étaler cette crème sur 1 branche de céleri ou 1 carotte, coupée en longueur, ou encore du fenouil, et saupoudrer d'un peu de poivre de Cayenne. Servir avec le bouillon.

300 g (10 oz) de filet de saumon ou 1 œuf
1 poignée d'aneth, de coriandre et de persil, hachés
Jus de ¼ de citron
1 gousse d'ail, finement hachée
1 grosse poignée de feuilles d'épinards
1 pincée de garam masala
Poivre noir

Si vous faites le saumon, préchauffer le four à 180° C / 350° F (th. 4 pour un four à gaz). Saupoudrer le poisson d'herbes, le disposer sur du papier aluminium huilé, assaisonner avec citron, poivre et ail. Cuire en papillote 20 mn. Si vous préférez l'œuf, le pocher dans l'eau frémissante. Cuire les épinards à l'eau, à feu doux. Bien égoutter. Assaisonner d'huile de sésame, de jus de citron et de garam masala. Disposer le saumon ou l'œuf sur le dessus et servir.

Jour 6

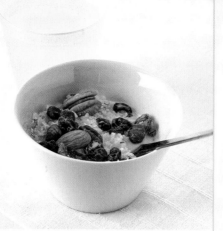

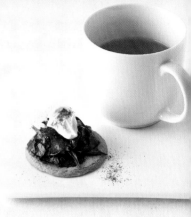

Vous y êtes presque ! Persévérez dans votre effort pendant encore 2 jours et vous en cueillerez bientôt les fruits.

Si vous avez congelé la soupe, mettez les deux dernières portions à décongeler dans le réfrigérateur ce matin.

À ce stade du régime, certaines personnes se sentent pleines d'énergie. Cependant, si vous êtes fatigué, ne vous inquiétez pas.

Petit déjeuner

Si le gluten vous est interdit, choisissez les céréales suivies d'un astérisque pour préparer le muesli.

Jus de ½ citron dans un verre d'eau chaude

Muesli au lait entier ou au yaourt nature

RECETTES

Choisir quatre céréales et mettre 1 cuil. à soupe de chaque :
    Orge
    Seigle
    Avoine
    Millet*
    Riz*
    Quinoa*
    Sarrasin*
8 ou 9 fruits à écale : noisettes, noix du Brésil, noix de cajou, amandes, noix
1 cuil. à café de raisins secs

Mettre tous les ingrédients dans un bol, ajouter une cuil. de yaourt nature fermenté ou du lait (vache, chèvre, brebis, riz ou soja, veillez à ce que ces deux derniers ne soient pas sucrés) et servir.

En-cas du matin

Utilisez le restant d'épinards du dîner d'hier, en ajoutant un peu de citron pour en relever le goût.

200 ml (7 fl oz) de bouillon de légume:

1 biscuit d'avoine, tartiné d'épinards et de yaourt

Couper les épinards et les mettre sur ur biscuit d'avoine puis étaler du yaourt et saupoudrer d'un peu de poivre de Cayenne. Servir avec le bouillon.

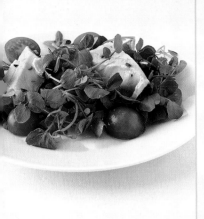
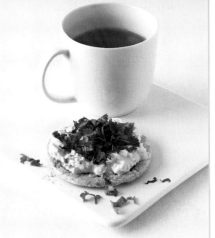
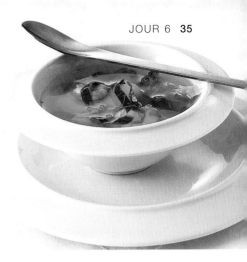

Déjeuner

Si vous avez mangé du saumon hier soir, utilisez le reste dans la salade, sinon ajoutez-y un avocat.

Saumon froid ou avocat sur un lit de cresson

½ cuil. à café de graines de cumin
1 poignée de cresson
Mâche ou autres feuilles de salade verte
Jus de citron
6 tomates cerises, coupées en deux
1 avocat, en tranches, ou saumon froid
Poivre noir fraîchement moulu

Griller le cumin à feu doux dans une poêle à fond épais pendant 1 mn, puis retirer du feu.

Assaisonner la salade avec les graines de cumin, le jus de citron, un peu d'huile d'olive et du poivre. Ajouter les tomates, bien mélanger et servir avec le saumon ou l'avocat.

Goûter

Maintenant, vous ne devez plus avoir d'envies irrésistibles de sucre et vous pouvez réellement apprécier cet en-cas substantiel.

200 ml (7 fl oz) de bouillon de légumes

1 galette de riz, tartinée de fromage blanc et parsemée de coriandre fraîche hachée

ACTIVITÉ PHYSIQUE

Il est conseillé de faire de l'exercice durant ces 7 jours. Cependant, ne forcez pas et reposez-vous après l'effort. Planifiez ces exercices avant un repas ou un en-cas pour récupérer vite de l'énergie et ne pas avoir trop faim par la suite.

Ne pratiquez pas un sport que vous ne connaissez pas et ne suivez pas d'entraînement pendant cette semaine, car vous risqueriez d'être épuisé.

Dîner

Ajouter une cuillère de pois chiches (ceux qui vous restent d'hier) ou quelques crevettes cuites dans votre soupe.

Soupe de légumes aux pois chiches ou aux crevettes

350 ml (10 fl oz) de soupe de légumes
50 g (2 oz) de crevettes cuites
ou 1 cuil. à soupe de pois chiches

Verser la soupe dans une casserole et ajouter les pois chiches ou les crevettes. Faire chauffer à feu doux. Servir.

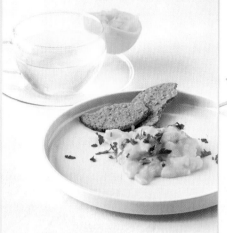

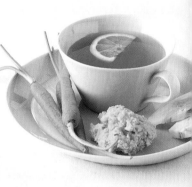

Jour 7

C'est votre dernier jour !
J'espère que vous n'avez pas
trouvé ce régime trop difficile,
que vous vous sentez bien,
avez fait le plein d'énergie et
êtes prêt à passer à la phase
suivante : le programme santé
(pp 38 à 95).

Petit déjeuner

Une fois votre régime terminé,
essayez de continuer à prendre un
petit déjeuner équilibré, contenant
des protéines et des glucides.

**Jus de ½ citron dans un verre
d'eau chaude**

**1 biscuit d'avoine et un œuf
brouillé**

RECETTES

1 œuf
1 cuil. de yaourt nature fermenté
1 pincée de curcuma en poudre
1 cuil. à soupe de persil frais haché
Poivre noir fraîchement moulu
1 biscuit d'avoine

Battre l'œuf et le yaourt puis
assaisonner de poivre et de curcuma.

Mettre un peu d'huile d'olive dans une
poêle et brouiller l'œuf à feu doux.
Parsemer de persil et servir avec le
biscuit d'avoine.

En-cas du matin

Utilisez le hommos qu'il vous reste
de l'en-cas du 2ᵉ jour

200 ml (7 fl oz) de bouillon de légume

Hommos et crudités

1 cuil. à soupe de hommos
Quelques crudités : carottes, fenouil
ou céleri

Napper les crudités de hommos et servi
avec le bouillon.

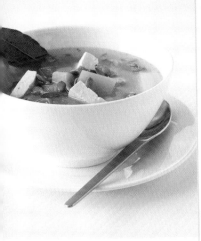
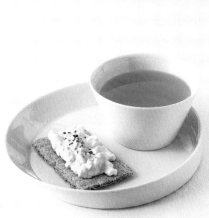
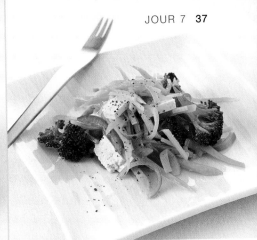

Déjeuner

Ajouter quelques morceaux de tofu ou des graines de potiron dans votre dernière portion de soupe pour varier un peu le goût.

Soupe de légumes au tofu ou aux graines de potiron

Goûter

Vous prenez votre dernière portion de bouillon. Riche en nutriment, il permet de purifier votre organisme et d'améliorer votre digestion.

200 ml (7 fl oz) de bouillon de légumes

1 crack-pain scandinave au seigle, tartiné de fromage blanc

Dîner

Faire sauter les légumes qu'il vous reste, ajouter des graines de potiron ou le tofu que vous n'avez pas fini ce midi.

Légumes sautés avec des graines de potiron ou du tofu

---

350 ml (12 fl oz) de soupe de légumes
50 g (2 oz) de tofu*, coupé en petits dés ou 1 grosses cuil. à soupe de graines de potiron

Faire chauffer la soupe à feu doux. Ajouter le tofu et les graines de potiron. Servir.

*Conserver le reste du tofu dans le réfrigérateur pour le dîner de ce soir.

LES BIENFAITS DU RÉGIME 7 JOURS

Vous voici à la fin de ce régime et vous pouvez constater que :

- votre digestion s'est améliorée et votre organisme absorbe mieux les nutriments ;
- vous vous sentez bien ;
- vous avez plus d'énergie ;
- vous n'avez plus d'envies irrésistibles de sucre ;
- vous ressentez moins le besoin de boire du café et de l'alcool.

150 g (5½ oz) de légumes variés (carottes, poivrons, poireaux, brocoli)
2 cuil. à soupe de jus de citron
½ cuil. à café de gingembre frais râpé
Grains de 2 capsules de cardamome, réduits en poudre (voir p. 129)
50 g (2 oz) de tofu, coupé en petits dés ou 1 grosse cuil. à s. de graines de potiron
Poivre noir fraîchement moulu

Couper finement les légumes. Mélanger le jus de citron, le gingembre, la cardamome et le poivre. Laisser tremper les légumes et le tofu (si vous l'utilisez) dans cette marinade pendant 15 mn.

Faire chauffer une cuil. à soupe d'eau dans un wok ou dans une poêle, et cuire les légumes à feu vif en les remuant rapidement. Ils doivent rester croquants. Assaisonner d'huile de sésame. Saupoudrer le plat de graines de potiron.

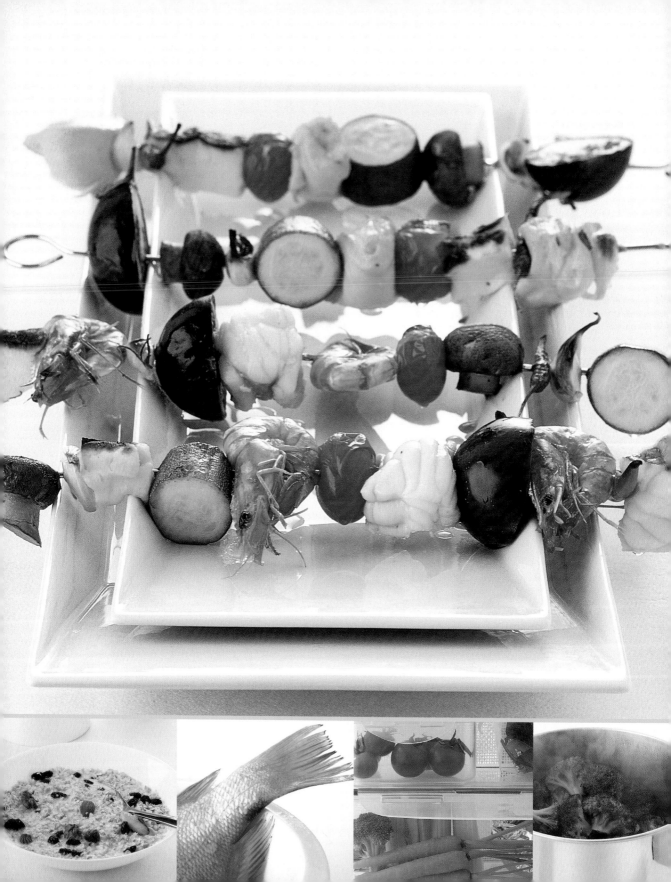

Programme santé

Le programme santé est un ensemble de pratiques alimentaires, conçu pour pouvoir s'adapter à votre rythme de vie. Avant de commencer, il est important de lire ce chapitre dans son intégralité pour bien se familiariser avec les 10 principes fondamentaux qui préconisent une alimentation étudiée pour rester en bonne santé et se sentir bien. Il vous faudra un temps d'adaptation : vous devrez penser à acheter les bons ingrédients et préparer vos repas en associant correctement les aliments. Mais une fois le pli pris, cela deviendra une seconde nature.

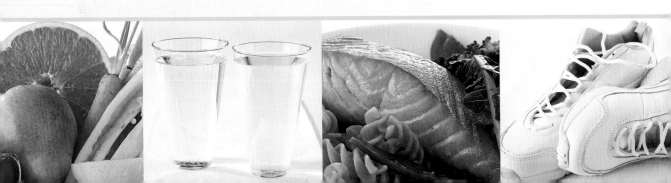

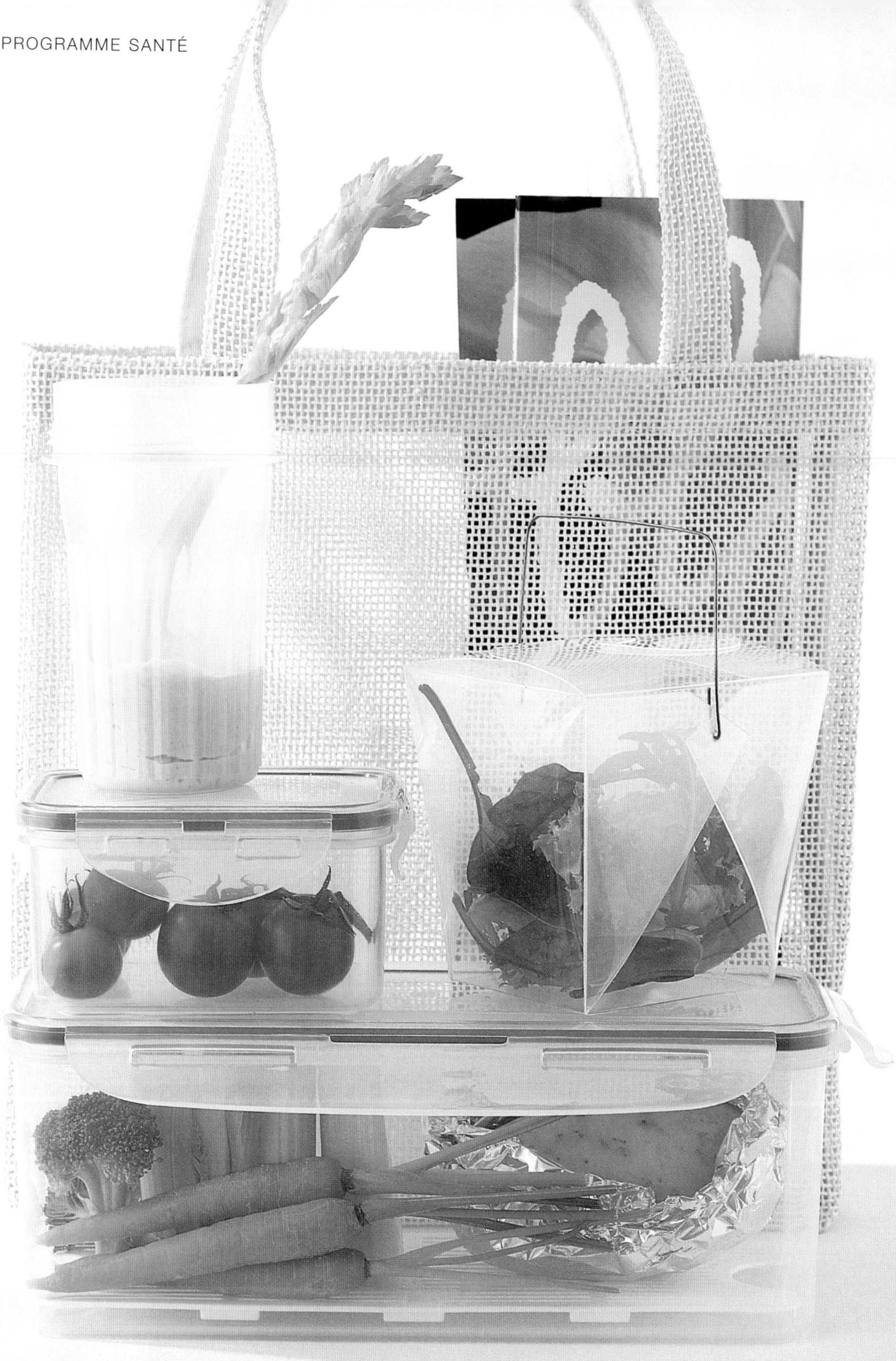

Manger sain

Un régime alimentaire, quel qu'il soit, doit s'appuyer sur le meilleur de ce que nous offre la nourriture, des nutriments aux fibres, sans oublier les saveurs. Je suis sûr que la perte de poids durable résultant de cette diète saine vous aidera à vous sentir bien dans un corps harmonieux.

Alors que le régime sur 7 jours avait pour but de remettre d'aplomb votre appareil digestif, le programme santé vise à vous montrer que l'on peut avoir une alimentation variée et plaisante tout en mincissant en douceur, sans sacrifier sa vie sociale. Il vous permet même de faire un petit écart de temps en temps !

Ce chapitre traite des 10 principes fondamentaux sous-tendant ce programme. Il explique en outre en quoi les changements dans votre régime alimentaire sont essentiels et ce que vous pouvez en attendre. Ces principes concernent les points suivants : comment associer les aliments, que boire, quand manger pour avoir un maximum d'énergie et comment éviter la faim. Ils vous apporteront une solide base pour adapter vos nouvelles pratiques alimentaires à votre mode de vie. Vous verrez qu'elles deviendront vite de saines habitudes.

Plan d'action

Peut-être appliquez-vous déjà certains de ces principes ? C'est une bonne chose mais ce n'est pas suffisant, car il est indispensable de les suivre tous pour en tirer le maximum de bienfaits. Avant de commencer, lisez l'ensemble de ce chapitre. Puis, sur une période de quelques semaines, mettez en œuvre ces principes l'un après l'autre. La première semaine, adoptez le premier, la deuxième semaine le deuxième, et ainsi de suite. Au bout d'un mois, vous constaterez déjà des changements. Ne vous précipitez pas car vous risquez de vous retrouver en situation d'échec. J'ai constaté bien des fois que les objectifs irréalistes sont le pire ennemi des régimes et le fossoyeur des meilleures intentions.

Que vous ayez peu ou beaucoup de poids à perdre, donnez-vous comme but de maigrir de quelques kilos par mois. Après tout, c'est comme cela que vous les avez pris.

Vous savez probablement par expérience que maigrir rapidement ne permet pas de garder un poids constant par la suite, car on en reprend inévitablement et souvent davantage.

En suivant ce programme à 100 % et en ayant une activité physique régulière, vous perdrez le maximum de kilos que vous pouvez perdre. Si cette approche vous paraît trop difficile, pourquoi ne pas envisager ce régime comme une nouvelle expérience qui vous fera retrouver la santé et vous permettra d'améliorer l'image que vous avez de vous-même tout en vous offrant la possibilité de manger ce que vous aimez de temps à autre (voir Suivre la règle des 80 %-20 % pp. 68-69) ?

Le programme santé peut s'adapter à n'importe quel style de vie. Il a été conçu pour amenuiser votre sensation de faim, est facile à suivre et ne préconise pas d'aliments introuvables. N'oubliez pas que les plats cuisinés ou les produits instantanés sont souvent beaucoup plus riches en sucre et en graisses saturées que les plats maison. Aussi pratiques soient-ils, n'y recourez qu'à titre exceptionnel.

VOUS ÊTES ENCEINTE

Il n'est pas recommandé de faire un régime amaigrissant lors d'une grossesse car la prise de poids est un processus naturel et important. Cependant, le programme santé est un ensemble de règles alimentaires, aussi pouvez-vous le suivre en étant enceinte ou en allaitant. Votre but ne doit pas être de maigrir mais de manger sainement. Si vous consommez des aliments frais que vous cuisinez vous-même et évitez les excitants ainsi que les produits raffinés, vous constaterez que vous ne prendrez pas de kilos superflus. Après la naissance de votre enfant, vous aurez tout le temps d'en perdre.

Bien acheter

À moins que vous n'ayez la chance d'habiter à côté d'un marché bien approvisionné, faire les courses n'est pas des plus passionnants. La prochaine fois que vous y allez, prenez votre temps et laissez-vous tenter par une foule de choses délicieuses que vous n'aviez pas remarquées auparavant.

La plupart d'entre nous considèrent les courses comme une corvée qui nous prend des heures, nous empêchant de faire des choses plus intéressantes. Nous considérons que nous gâchons notre précieux temps à acheter de la nourriture, cuisiner et manger !

L'augmentation des ventes de plats cuisinés et de produits instantanés reflète cette attitude de plus en plus répandue. Pourtant, l'alimentation que nous devrions tous adopter est bien loin des confections que l'on passe au micro-ondes. Il est probable que si vous êtes en surpoids, la faute en incombe en partie à ce type d'habitudes alimentaires. Préparer un plat maison prend beaucoup moins de temps que vous ne le pensez et est indubitablement meilleur qu'un plat prêt à l'emploi (voir l'encadré ci-dessous).

Changer ses habitudes d'achat

Voici un petit test à faire chez vous. Faites la liste de vos courses habituelles sans oublier les sucreries, les produits allégés, les boissons, les plats cuisinés, etc. Jetez un coup d'œil au tableau des protéines et des glucides (voir pp. 50 à 53) et refaites une liste en vous en inspirant. Vous constaterez que ces produits vous sont familiers et que vous n'avez pas besoin d'aller je ne sais où pour les acheter. Ils sont sûrement en vente dans le supermarché où vous vous approvisionnez mais vous ne les aviez pas remarqués. Quand vous irez faire vos courses, prenez ces produits, ils font partie des nouvelles habitudes alimentaires que préconise notre programme.

Les produits « bio »

De la même manière que le terme « allégé », le label « bio » évoque un produit sain. Les fruits et les légumes biologiques sont généralement plus chers que les autres, si vous pouvez vous les permettre ou si vous y tenez, achetez-les. Toutefois, ne pensez pas qu'ils constituent un plus significatif pour la réussite de votre régime. Sachant que la plupart d'entre nous a un mal fou à manger les cinq portions de fruits et légumes recommandées par jour, il vaut mieux en manger cinq ne provenant pas de l'agriculture biologique que trois en provenant.

En ce qui concerne la volaille, la viande et le poisson, je pense cependant que le « bio » fait la différence. La production industrielle a fait perdre de la valeur à ces denrées et nous nous sommes habitués à les payer à moindre prix. La viande biologique est le fruit de méthodes traditionnelles d'élevage, d'où son coût, mais aussi sa saveur. Un poulet élevé en plein air vaut deux fois le prix d'un poulet de batterie mais il suffit d'en goûter la chair pour se convaincre que cela vaut la peine. Vous prendrez plaisir à en manger et reconsidérerez sûrement sa valeur.

La viande à bon marché, contrairement à la viande « bio », n'est pas garantie sans résidus chimiques, antibiotiques et autres hormones. Rien d'étonnant à ce que le goût en pâtisse. Aussi, pour la rendre plus appétissante, ajoute-t-on souvent de la chapelure, des sauces ou des garnitures grasses.

Les produits de qualité permettent d'avoir une alimentation plus saine. Ils éduquent notre palais, nous permettant de mieux apprécier tous les ingrédients qui composent nos plats. Un vrai plaisir de gourmands !

SAINS ET PRATIQUES

La soupe est un exemple parfait de plats maison. Elle peut être congelée et décongelée rapidement (voir recettes pp. 123 et 124). Faire chauffer une soupe et y ajouter des pois chiches ou des herbes fraîches prend quelques minutes. Voilà un plat délicieux, bien équilibré, riche en glucides, fibres et protéines : quoi de plus sain et de plus pratique ?

Que choisir ?

Les plats cuisinés

Nombre de personnes souffrant de surcharge pondérale mangent plus de plats cuisinés que faits maison. La cause de leur surpoids incombe largement à l'importante teneur en graisses, en sucre et en sel de ces plats. Si vous y tenez, conservez-en un dans votre congélateur pour vous dépanner, mais il faut que cela reste exceptionnel.

Les conserves

Je n'ai rien contre. Elles sont économiques, ne posent pas de problème de conservation, sont pratiques à utiliser. Cela étant, assurez-vous qu'elles ne contiennent pas de sucre ni de sel. Les haricots blancs en boîte, par exemple, contiennent plus de sucre que vous ne l'imaginez. Si vous n'en trouvez pas sans édulcorant, prenez ceux qui contiennent du jus de pomme. Les légumes en conserve sont aussi un bon choix, là aussi bannissez le sucre et le sel.

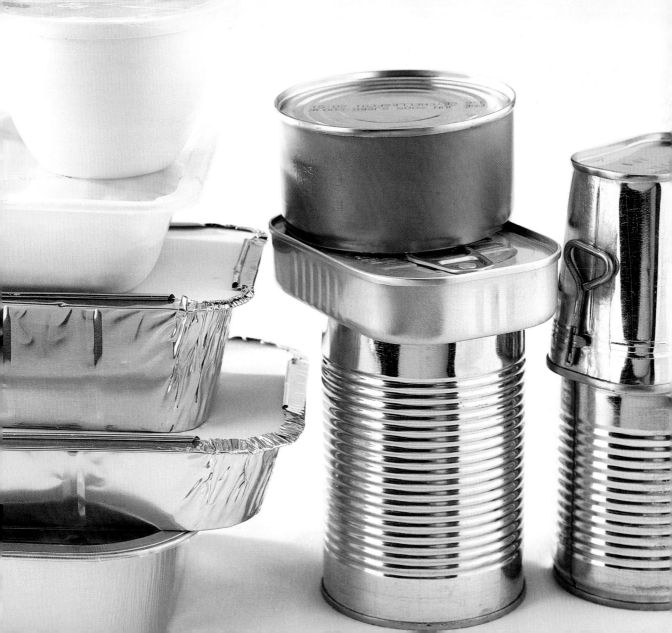

Techniques de cuisson

Que vous soyez un cordon-bleu ou que vous détestiez préparer à manger, voici le moment d'évaluer combien vos habitudes alimentaires ont contribué à votre prise de poids. Cuisiner peut être facile, plaisant voire devenir un passe-temps.

La pléthore d'émissions de cuisine et de chefs célèbres que l'on voit sur le petit écran est un bon indicateur de l'intérêt que nous portons à la cuisine, au moins celle qui est préparée par d'autres. Chaque fois que je regarde l'une de ces émissions, je suis désespéré à l'idée que je ne pourrai jamais me mesurer aux grands chefs ! En fait, cuisiner n'est pas si compliqué. Il suffit de quelques ingrédients et d'un peu d'imagination pour faire un bon plat. Essayez les recettes pp. 106 à 137, elles sont faciles et ne demandent pas beaucoup de temps. Je suis sûr que lorsque les 10 principes du programme santé n'auront plus de secret pour vous, vous vous plairez à préparer ces plats.

Poissons et légumes à la vapeur

L'idéal serait de cuire tous les légumes à la vapeur, et non de les faire bouillir, pour que les fibres restent intactes. Le temps de cuisson est minimal, il n'excède pas dix minutes. Les couleurs et saveurs des légumes cuits à la vapeur sont beaucoup plus appétissantes que celles des légumes bouillis et trop cuits. Aussi, offrez-vous un ustensile de cuisson à la vapeur ou tout simplement un panier que vous poserez sur une marmite.

Les fortes températures nuisent à la qualité des graisses essentielles contenues dans les poissons, la cuisson à la vapeur est en revanche tout à fait adaptée à la plupart de ceux-ci.

Le pochage dans l'eau

Pocher le poisson ou le poulet dans une marmite d'eau est une opération extrêmement simple et un excellent mode de cuisson pour en conserver la saveur, la couleur et la texture. Vous pouvez ajouter des herbes ou un cube de bouillon pour relever le goût. Cependant, surveillez la durée de la cuisson car l'on a tendance à trop laisser les aliments dans l'eau.

Grillage et rôtissage

La température très élevée du four ou du gril endommage les propriétés des graisses essentielles et des fibres. En rôtissant ou grillant les aliments à une température moyenne, voire basse, vous préservez leurs nutriments et leur saveur.

La friture : à éviter absolument

C'est le pire des modes de cuisson. Les températures très élevées qu'il requiert altèrent les qualités des graisses essentielles qui de bonnes se transforment en mauvaises graisses. Ce processus élève le taux des radicaux libres – molécules qui seraient à l'origine des maladies cardiaques et du cancer – présents dans notre organisme. De plus, la friture facilite l'absorption des matières grasses par les aliments, votre apport en graisses se trouve donc décuplé. Il est fortement déconseillé d'en prendre au restaurant car la plupart des cuisiniers utilisent de grandes quantités de matières grasses pour accentuer les saveurs. Si vous y tenez, achetez un wok. Cet ustensile chinois permet de faire sauter les aliments à feu vif en les remuant rapidement selon un mouvement circulaire, dans très peu d'huile (utilisez de l'huile de tournesol). Cuisinez autant que possible sans matières grasses, vos plats n'en seront que meilleurs.

FAITES SIMPLE

La cuisine n'a pas besoin d'être compliquée pour être bonne. Je suggère aux récalcitrants d'essayer des recettes simples. Les principes du programme santé peuvent aussi bien s'appliquer en faisant un poisson grillé, des légumes à la vapeur, de la soupe ou du pain intégral qu'en préparant un repas plus élaboré.

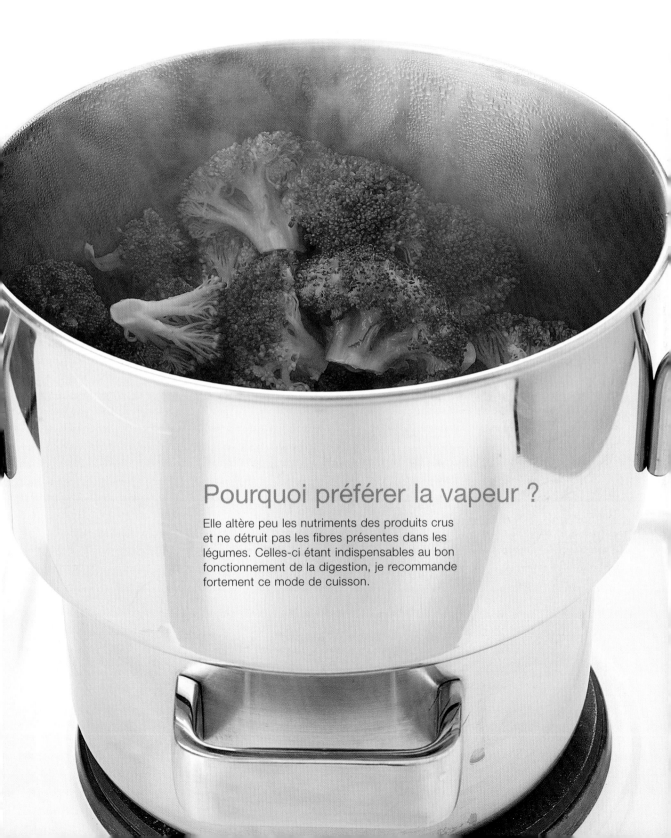

Pourquoi préférer la vapeur ?

Elle altère peu les nutriments des produits crus et ne détruit pas les fibres présentes dans les légumes. Celles-ci étant indispensables au bon fonctionnement de la digestion, je recommande fortement ce mode de cuisson.

Principe n° 1
Associer protéines et glucides complexes

Ce premier principe est basé sur la décomposition plus ou moins rapide des aliments et la transformation des glucides en glucose. Savoir associer les aliments selon des proportions adéquates permet de maintenir un niveau d'énergie élevé et de perdre du poids.

Prendre en compte la vitesse à laquelle les glucides sont transformés en glucose, source d'énergie pour l'organisme, est fondamental. Lors de la digestion, la conversion des glucides simples en glucose est rapide alors que la décomposition des glucides complexes et des protéines demande plus de temps. L'indice glycémique (IG) des aliments mesure la vitesse et l'importance de l'augmentation du taux de glucose dans le sang après leur digestion. La consommation d'aliments ayant un taux de conversion lent, ou un IG faible (voir pp. 50 à 53), permet une élévation constante du glucose et donc de l'apport énergétique. Elle prévient un brusque surplus de glucose qui est stocké sous forme de graisses.

Plutôt que d'apprendre la valeur de l'IG de chaque aliment, il suffit de savoir associer les protéines et les fibres végétales dans les justes proportions. Le meilleur moyen de se familiariser avec cette méthode est de regarder son assiette et de se demander où sont les protéines.

Les protéines complètes

Les protéines sont composées d'acides aminés, éléments fondamentaux de notre organisme. Il en existe 22 dont 8 sont essentiels à l'adulte (voir p. 138). Ne pouvant être synthétisés par l'organisme, ceux-ci doivent provenir de l'alimentation. Présents dans les protéines complètes, ils contiennent tous les éléments nécessaires pour générer d'autres acides aminés. Les protéines complètes se trouvent par exemple dans le poisson, le tofu ou les œufs.

LA BONNE ÉQUATION

PROTÉINES COMPLÈTES
D'ORIGINE ANIMALE
OU VÉGÉTALE

GLUCIDES COMPLEXES
PRÉSENTS DANS LES LÉGUMES
ET LES FÉCULENTS

+

=

Équilibre nutritionnel parfait pour la santé et la perte de poids

œuf, fruit à écale…

tomate, pomme de terre…

La bonne association ?

Protéines 0 %

Glucides complexes 90 %

Glucides simples 0 %

Graisses végétales 10 %

Teneur en fibres basse

Pâtes complètes à la sauce tomate

Bien que ce plat semble sain, il ne contient pas de protéines et est pauvre en fibres.

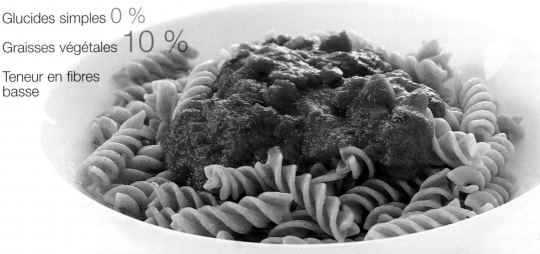

rapide

Transformation en glucose

Protéines 40 %

Glucides complexes 50 %

Glucides simples 0 %

Graisses végétales 10 %

Teneur en fibres élevée

Saumon, brocoli, mange-tout et pâtes complètes

Le poisson constitue un bon apport en protéines, la proportion entre les légumes et les féculents est équilibrée et le contenu en fibres est substantiel.

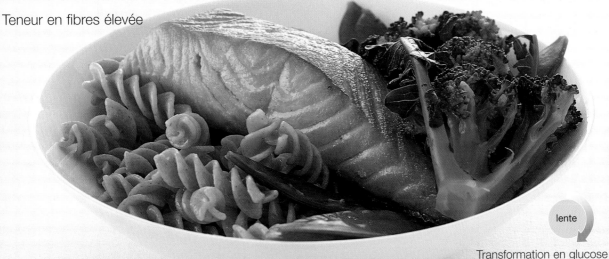

lente

Transformation en glucose

Les glucides complexes et simples

Les glucides se divisent en glucides d'indice glycémique faible (complexes) ou d'indice glycémique élevé (simples) selon leur structure moléculaire. Les premiers sont l'amidon et les fibres, les seconds les sucres. Les glucides complexes sont présents dans les féculents (pain, pommes de terre), les glucides d'index glycémique élevé dans les fruits. Les aliments non ou peu traités conservent toutes leurs propriétés car les glucides qu'ils contiennent ne sont pas altérés dans leur forme naturelle, c'est le cas du pain intégral fabriqué à partir du grain de blé entier. En revanche, s'ils ont subi un raffinage important, leurs glucides sont altérés, comme dans le pain blanc, où le grain a été amputé et les fibres détruites. Il en est de même pour le riz brun et les pâtes intégrales au regard du riz et des pâtes blanches, ou pour le muesli à base de céréales complètes et le muesli industriel composé de céréales raffinées, ou encore pour le fruit et son jus privé des fibres durant la transformation. Lors de la digestion, les glucides d'index glycémique faible se décomposent plus lentement, ainsi les aliments très riches en fibres, tels que les légumes verts à structure serrée ou à feuilles (brocoli ou épinards par exemple), sont assimilés moins vite par l'organisme. La plupart des fruits sont naturellement riches en glucides

Les bonnes proportions ?

Au déjeuner

Au déjeuner, ces proportions protéines-glucides complexes sont idéales. La taille du blanc de poulet est un peu plus petite que celle de la paume de votre main et les légumes représentent la plus grande partie des glucides complexes. Ce plat équilibré vous apporte assez de nutriments et d'énergie pour tenir jusqu'au goûter.

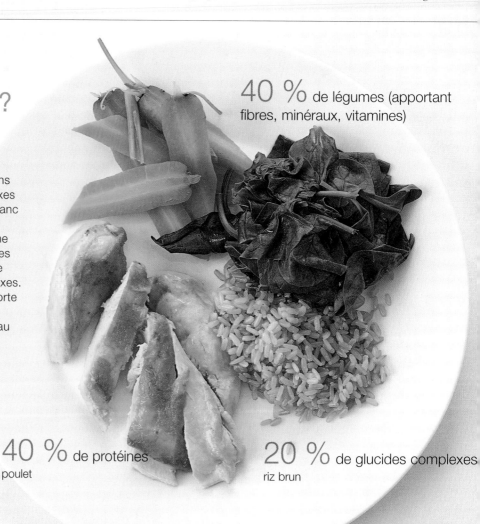

40 % de légumes (apportant fibres, minéraux, vitamines)

40 % de protéines
poulet

20 % de glucides complexes
riz brun

d'index glycémique élevé qui se décomposent rapidement. Aussi, ceux qui contiennent peu de fibres sont-ils vite absorbés par l'organisme et leurs sucres immédiatement transformés en glucose (voir pp. 64-65), comme c'est le cas de la pastèque et du melon d'hiver.

Des proportions correctes

Manger un plat où protéines complètes et glucides complexes sont choisis dans les bonnes proportions permet de freiner la libération et l'augmentation du glucose. Cette association pourvoit de l'énergie, elle permet de perdre du poids et facilite une bonne digestion si elle contient beaucoup de fibres.

Comment équilibrer un plat ?

Inutile de peser les aliments, prenez la paume de votre main comme mesure. La portion de protéines doit être légèrement plus petite. Un morceau de blanc de poulet de cette taille représente 30 à 40 % des aliments se trouvant dans votre assiette et constitue l'apport en protéines nécessaire à un adulte. Cela étant, cet apport diffère légèrement d'une personne à l'autre, dans mon cas il représente 40 à 50 %, pour vous ce peut être plus ou moins. Le reste des aliments est constitué par les glucides d'index glycémique lent et les légumes, considérant que les légumes doivent représenter au moins 60 % du plat.

Au dîner

Il y a une exception qui confirme la règle des proportions. Si vous dînez tard, évitez les féculents dans la mesure où vous n'utiliserez pas l'énergie qu'ils fournissent.

Votre repas sera donc composé de 20 % de protéines et de 75 % de légumes.

Gardez-en une petite portion, une bouchée ou deux, pour un en-cas, que vous mangerez plus tard, cela vous évitera de grignoter si vous y êtes habitué.

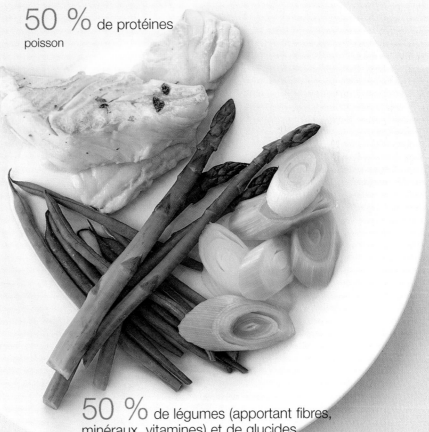

50 % de protéines
poisson

50 % de légumes (apportant fibres, minéraux, vitamines) et de glucides

Les protéines

Les protéines que je recommande particulièrement dans ce régime sont les protéines complètes présentes dans les aliments maigres. Vous vous souvenez qu'elles ne peuvent être synthétisées par l'organisme et doivent donc provenir de l'alimentation. Les aliments protéiques maigres contiennent tous les acides aminés essentiels, d'où leur classement comme choix idéal dans le tableau ci-dessous.

Peut-on manger de la viande rouge ?

La viande rouge n'est pas un aliment protéique maigre. Elle contient une plus grande proportion de graisses saturées que le poulet sans peau, par exemple. Ces graisses sont nuisibles à la digestion car elles encouragent la prolifération des bactéries pathogènes et des levures dans l'intestin. Cependant, la viande rouge contient des protéines complètes et constitue une bonne source de minéraux. En manger deux fois par semaine, trois si vous y tenez, permet de varier vos aliments protéiques.

Consommer trop de protéines est-il nuisible ?

Il existe une controverse à ce sujet. Certains régimes amaigrissants sont basés sur une consommation quasi exclusive de protéines mais on ne connaît pas totalement leurs répercussions à long terme sur la santé. Un trop grand apport en protéines peut entraîner une libération de minéraux au niveau des cellules osseuses pour neutraliser l'acidité du sang. Cette situation risque de conduire à un amoindrissement de la densité des os. Chez certaines personnes, cela peut aussi être préjudiciable aux reins car ils doivent fournir un effort supplémentaire pour filtrer cet apport important de protéines. Ce type de régime est pauvre en fruits et légumes frais et par là même en fibres et en antioxydants. Il se situe à l'opposé de ce régime, qui est conçu pour améliorer la digestion et ne comporte que 40 % de protéines.

QU'EST-CE QUE L'INDICE GLYCÉMIQUE ?

En pratique, l'indice glycémique (IG) d'un aliment mesure la vitesse et l'augmentation de la glycémie après son ingestion. Les protéines et les graisses ont un IG bas car l'organisme met longtemps à les décomposer. Les glucides ont un IG plus élevé car ils sont dégradés plus rapidement.

Les glucides simples se désintègrent plus vite que les glucides complexes du fait de leur structure et se transforment donc plus vite en glucose. Plus ce processus est rapide et plus l'IG des aliments est élevé (voir pp. 52-53). Par exemple, la pomme contient des glucides complexes – les fibres – qui sont éliminés lors de sa transformation en jus. Il en résulte que celui-ci est un glucide simple et a donc un IG supérieur à celui du fruit.

	VIANDE ET VOLAILLE	
Choix idéal Les protéines contenues dans ces aliments sont toutes des protéines complètes.	Dinde sans peau Foie d'agneau Foie de veau Œufs de caille Œufs de canard Œufs de poule Poulet sans peau Veau	
Bon choix Vous pouvez les intégrer fréquemment à votre alimentation.		
Choix convenable Mangez ces aliments occasionnellement.	Bacon Bœuf Côte d'agneau	Côte de porc Jambon Viande hachée

Pourquoi le poisson est-il si bon pour la santé ?

Le poisson offre ce qu'il y a de mieux. Source de protéines de haute valeur biologique, il est riche en graisses essentielles oméga-3. Ces graisses ont plusieurs fonctions dans l'organisme. Les recherches ont montré qu'elles jouent un rôle important au niveau cardio-vasculaire et améliorent les fonctions cérébrales.

PRODUITS LAITIERS	VÉGÉTAUX	POISSON			
	Fruits à écale (nature)	Anchois	Colin	Maquereau*	Sole
	Graines de potiron	Anguille*	Dorade	Marlin*	Sprat*
	Graines de sésame	Bar	Espadon*	Merlan	Thon*
	Graines de tournesol	Barbue	Flétan*	Mullet*	Truite*
	Lentilles	Brème	Grondin	Perche*	Turbot
	Pois chiches	Cabillaud	Haddock	Raie	
	Quinoa	Carpe*	Hareng*	Rouget*	
	Quorn	Carrelet	Hoki	Sardine*	
	Tofu		Limande-sole	Saumon*	
			Lotte		
Fromage blanc allégé	Haricot blanc (sans sucre ajouté)				
Yaourt nature fermenté allégé					
Fromages à pâte dure					
Yaourt entier					

* Source importante d'oméga-3

Les glucides

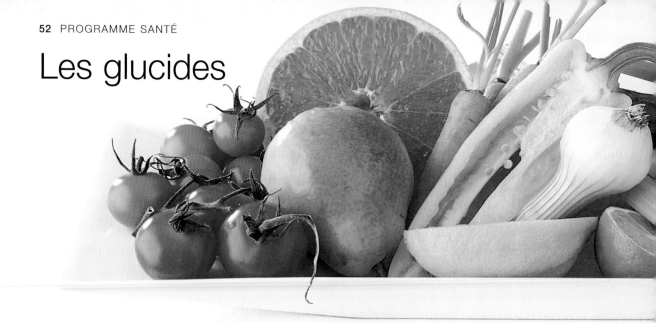

	CÉRÉALES ET DÉRIVÉS	FRUITS	
Choix idéal Les aliments glucidiques complexes fournissent une grande quantité d'énergie pour longtemps car ils se transforment lentement en glucose, de ce fait ils ont un IG bas (voir p. 49).	Avoine Orge Pain de seigle avec grains entiers	Abricot (frais) Airelle Citron Fraise Lime Mûre Pamplemousse	Poire Pomme Prune
Bon choix Ces aliments ont un IG moyen et fournissent une bonne quantité d'énergie à un niveau constant.	Barre de céréales avec des fruits à écale Couscous Pain intégral ou complet Pain noir (pumpernickel) Pâtes intégrales ou complètes Riz intégral ou complet	Ananas Cerise Framboise Mandarine Mangue	Myrtille Orange Papaye Pêche Raisin
Choix convenable Ces aliments sont soit raffinés, soit pauvres en fibres, soit riches en sucre ou les trois à la fois. Ils ont donc un IG élevé et fournissent de l'énergie à court terme.	Bagel Beignet Biscuit Céréales du petit déjeuner Croissant Gressin Muffin Pain blanc Pain de mie blanc Pâtes blanches Riz blanc	Banane Figue Fruits séchés Jus de fruits Pruneau	

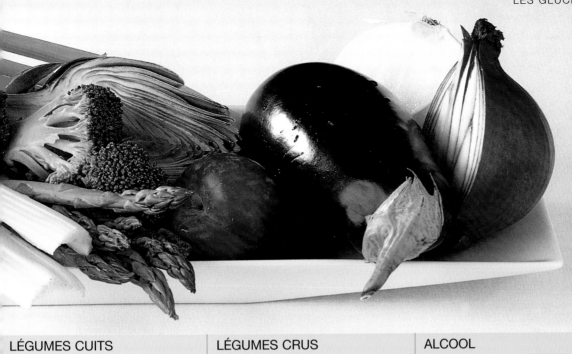

LÉGUMES CUITS		LÉGUMES CRUS	ALCOOL
Artichaut	Chou-fleur	Champignon	
Haricot vert	Épinard	Germe de soja	
Asperge	Oignon	Graines germées	
Brocoli	Pak-choï	Salade	
Chou	Poireau	Tomate	
Chou	Poivron		
de Bruxelles			
Chou frisé			
Carotte		Avocat	
Courgette		Betterave	
Courgette jaune		Carotte	
Haricot rouge		Céleri-rave	
Navet		Olive	
Potiron			
Aubergine	Pomme de terre		Bière
Courge	(au four, bouillie,		Spiritueux
Igname	en purée)		Vin
Panais			
Patate douce			
Petit pois			

Principe n° 2
S'hydrater

L'eau est nécessaire en grande quantité à l'organisme. Essayez donc de boire au moins six grands verres d'eau par jour. C'est la boisson qui désaltère le mieux, les autres n'étanchent la soif qu'en fonction de la proportion d'eau qu'elles contiennent.

Pour perdre du poids, un apport important et constant en liquides est nécessaire. L'on me demande souvent si le thé, le café, les boissons et les soupes en boîte, l'alcool et les jus de fruits font partie de cet apport ou s'il faut boire impérativement beaucoup d'eau durant toute la journée.

Le thé et le café contiennent de la caféine, ils ont un moindre effet diurétique que l'eau et hydratent moins. De nombreuses boissons en boîte sont gazeuses et sucrées. Ni les uns ni les autres n'entrent donc dans l'apport en liquides journellement nécessaire à l'organisme. Les soupes et les jus de fruits en font partie mais elles ne remplacent pas l'eau. Buvez au moins un litre et demi d'eau par jour en plus des autres liquides.

Limitez l'alcool

L'alcool peut avoir des effets néfastes sur les régimes amaigrissants. La fermentation utilisée pour produire certaines boissons alcoolisées est nuisible aux bactéries bénéfiques de l'intestin (voir pp. 8-11). Il contient des glucides simples qui font rapidement augmenter la glycémie et déshydratent l'organisme.

Enfin, l'alcool sape votre détermination, en d'autres termes même si vous suivez scrupuleusement les dix principes et constatez que votre régime fonctionne bien, un verre peut venir à bout de vos résolutions et annihiler tous vos efforts. Cela étant, il fait partie de la vie sociale, aussi ce régime l'intègre-t-il parcimonieusement. Vous pouvez en boire à condition que ce ne soit pas plus de trois fois par semaine et que vous vous limitiez à deux verres de vin ou deux mesures de spiritueux sans ajout de boisson gazeuse, jus de fruits ou autres produits sucrés. Si vous êtes habitué à boire de l'alcool presque tous les jours,

n'en prendre que deux ou trois fois par semaine constitue un premier pas important. Le vin est le meilleur choix – évitez les vins doux –, vient ensuite la vodka mélangée à beaucoup d'eau minérale, de la glace et un jus de citron vert (pas de cordial qui contient trop de sucre). Je vous déconseille la bière et le cidre, qui contiennent des levures, voire du sucre, et sont mauvais pour la digestion.

Évitez le sel

Un excès de sel provoque la soif. Les plats cuisinés en sont la principale source. Dans la mesure où ce régime les bannit, votre apport en sel se réduira automatiquement. N'ajoutez pas de sel à votre nourriture, à la place utilisez des aromates, des herbes, fraîches ou sèches, du poivre noir fraîchement moulu ou de la moutarde sans sucre.

ALCOOL : LA RÈGLE D'OR

1 Ne jamais boire d'alcool l'estomac vide. Manger en même temps pour réduire son temps d'absorption par l'organisme.

2 Ne pas boire d'alcool plus de trois fois par semaine, si possible moins.

3 Mettre de l'eau et de la glace dans les spiritueux, pas de boisson gazeuse ni de jus de fruits.

4 Ne pas boire d'alcool deux jours consécutifs.

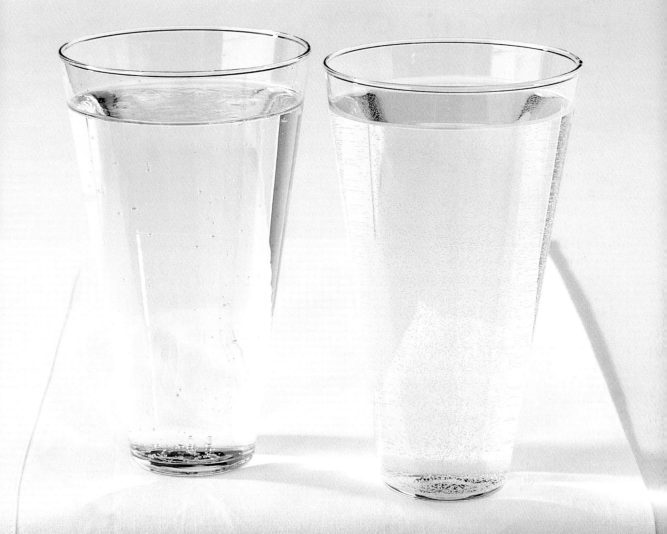

Eau minérale ou eau du robinet ?

Du point de vue d'un régime amaigrissant, que vous buviez de l'eau minérale, filtrée ou du robinet ne change pas grand-chose. L'important est de boire un litre et demi d'eau par jour en plus des jus de fruits et des soupes. Si vous faites de l'exercice physique ou s'il fait chaud, augmentez cet apport.

Préférez l'eau plate à l'eau gazeuse. Le gaz provoque des ballonnements et n'est pas bon pour les intestins.

Principe n° 3
Avoir une alimentation variée

Beaucoup de personnes souffrant d'une surcharge pondérale depuis longtemps se sont habituées à se limiter à des produits qu'elles considèrent comme sains, réduisant ainsi la variété de leur alimentation.

Lorsque je demande à mes nouveaux clients de noter pendant trois jours ce qu'ils mangent dans leur journal de bord de l'alimentation (voir pp. 16 et 17), je suis très souvent frappé par le fait qu'ils consomment presque la même chose chaque jour. La plupart du temps, nous nous bornons à acheter toujours les mêmes produits alors qu'ils ne représentent qu'une toute petite partie de la nourriture variée que nous pouvons consommer dans le cadre d'une diète. Il est vrai que de nombreux régimes amaigrissants se focalisent sur un groupe réduit de nourriture. Si vous avez déjà suivi un régime de ce type, peut-être avez-vous trouvé qu'il fonctionnait bien au début. Cependant, cette stratégie est vouée à l'échec car manger toujours la même chose est déprimant et porte inévitablement à avoir envie de ce qui est interdit.

L'importance d'une alimentation variée

Il est essentiel de consommer une grande variété de nourriture pour bénéficier de tous les nutriments qu'elle recèle. C'est le secret d'une diète vraiment saine. Je vous suggère d'essayer un nouvel aliment par semaine. Certains produits classés comme choix idéal dans les tableaux pp. 50–53 sont peut-être nouveaux pour vous. J'espère que vous les goûterez. Il se peut également que certains ingrédients des recettes (voir pp. 106-137) ne vous soient pas familiers, n'hésitez pas à les essayer.

La prochaine fois que vous irez faire vos courses, achetez quelque chose que vous n'avez encore jamais mangé. Si vous n'avez aucune idée de la façon de le cuisiner, demandez au commerçant ou regardez dans un livre de recettes.

Je suis sûr que parmi les nouveaux aliments que vous essaierez, beaucoup vous plairont et que vous les intégrerez ensuite régulièrement à votre diète. Vous commencerez ainsi à avoir une alimentation plus variée et vous verrez qu'elle sera plus agréable.

Les céréales

Vous devez avoir remarqué que le régime 7 jours ne fait pas beaucoup de place aux céréales, le programme santé non plus, et ce pour la simple raison que certaines céréales contiennent des éléments susceptibles d'irriter la paroi intestinale.

INTOLÉRANCES ALIMENTAIRES

Quelle quantité de produits laitiers et de produits dérivés du blé pouvons-nous consommer ? Voilà une question fort discutée. Si je ne suis pas pour la suppression d'aliments, je pense en revanche qu'il faut être attentif à la quantité que nous mangeons dans la mesure où en consommer en excès peut provoquer une inflammation des intestins (voir encadré p. 58). Si vous souffrez des symptômes suivants, il se peut que vous ayez une intolérance à certains aliments :

- ballonnements
- syndrome de l'intestin irritable (SII)
- cernes sous les yeux
- flatulence excessive
- nez qui coule
- fatigue

Achetez-vous toujours les mêmes produits ?

On est facilement prisonnier de ses habitudes. En matière d'alimentation, on n'achète que ce que l'on connaît. Pour bien faire, il faudrait introduire à notre diète un nouvel aliment par semaine : légume, fruit, céréale, légumineuse ou herbe. Cela permet de développer le goût, de découvrir des saveurs insoupçonnées et de se délecter d'une vaste gamme de nourriture.

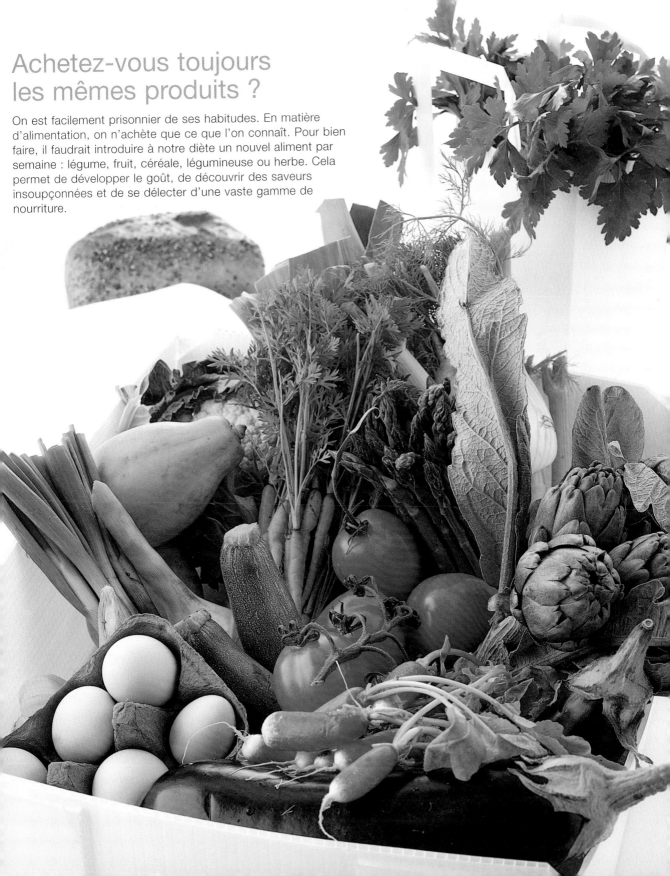

Les céréales contenant du gluten

Le blé, le seigle, l'orge et l'avoine contiennent du gluten. Cette substance visqueuse, qui permet à la pâte de gonfler pendant la cuisson, renferme une protéine, la gliadine, susceptible de provoquer une irritation de la paroi intestinale. Ces dernières années, les céréales ont été croisées pour produire de nouvelles variétés à haute teneur en gluten. En regardant la famille des céréales au bas de la page, vous remarquerez que le blé, l'orge, l'avoine et le seigle appartiennent à la même branche tandis que le maïs, le millet et le sarrasin appartiennent à une autre branche.

Nombre de mes clients ont eu d'excellents résultats en minimisant leur consommation de céréales, en particulier celles contenant du gluten. Cela étant, le régime 7 jours et le programme santé en comprennent en petite quantité car elles constituent une source importante de fibres et sont riches en vitamines B, deux éléments qui aident à la perte de poids. Vous pouvez donc manger des produits à base de blé mais aussi peu que possible. Essayez de varier les céréales. Par exemple, achetez du pain 100 % seigle une semaine, du pain au son la semaine suivante et du pain de blé intégral avec des grains entiers celle d'après.

Nous mangeons trop de pâtes et à base de farine raffinée de surcroît. Évitez d'en prendre une pleine assiette. Préparez-vous une portion qui ne soit pas plus grosse qu'une portion de pommes de terre ou de riz, même si vous les mangez comme premier plat, à l'italienne. Achetez plutôt des pâtes complètes ou intégrales, elles contiennent des fibres, ou prenez-les à base de farine de maïs ou de riz (elles n'ont pas la même consistance que les pâtes de blé et ne doivent pas être cuites al dente mais un peu plus).

LE BLÉ ET LES PROBLÈMES DE POIDS

Il semble que la consommation de blé influe sur le poids de certaines personnes.
Cette céréale contient 45 % de gliadine, une substance qui provoque une irritation, voire une légère inflammation de la paroi intestinale.
Si vous pensez que le blé peut être la cause de vos problèmes digestifs, consultez un nutritionniste. Même si vous ne souffrez pas d'intolérance alimentaire, variez votre consommation de céréales toutes les semaines.

LES PRINCIPALES CÉRÉALES

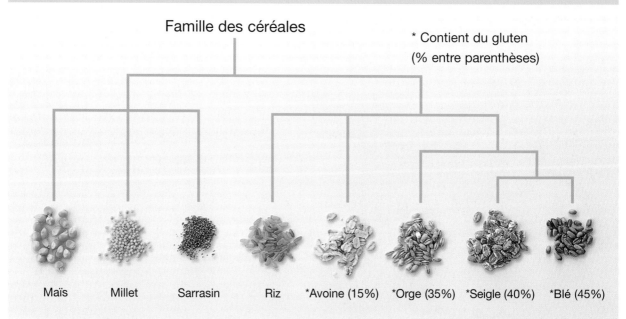

Famille des céréales

* Contient du gluten
(% entre parenthèses)

| Maïs | Millet | Sarrasin | Riz | *Avoine (15%) | *Orge (35%) | *Seigle (40%) | *Blé (45%) |

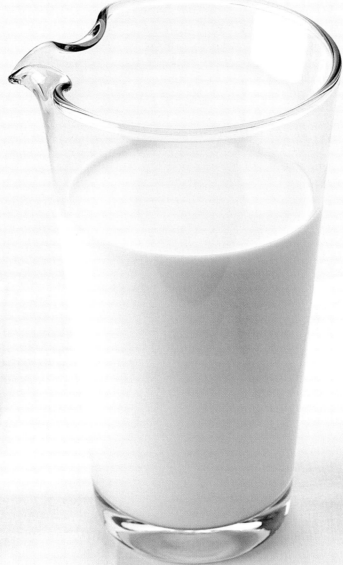

Quelle quantité de produits laitiers consommer ?

De nombreux régimes excluent les produits laitiers. Pour garder une alimentation variée, je propose que vous en mangiez de temps en temps. Si vous pensez avoir une intolérance, variez-les quand vous mangez chez vous, ne buvez pas trop de lait de vache par exemple. En suivant ce conseil, vous n'aurez pas besoin d'éviter les plats qui en contiennent quand vous dînez dehors.

Principe n° 4
Manger fréquemment

Grâce à l'association correcte des aliments, votre organisme fabrique lentement du glucose. Celui-ci vous fournit assez d'énergie et vous permet de perdre du poids, à condition de respecter aussi les quantités. Cependant, un autre facteur important intervient : la régularité de la prise de nourriture.

Manger peu et souvent est une règle de base de mon programme santé. En consommant les bons aliments à intervalles réguliers, vous maintenez un niveau d'énergie constant qui vous évite de grignoter. Vous n'ignorez pas que le grignotage signe souvent l'arrêt de mort des régimes !

Les bénéfices

Tout comme consommer des protéines associées à des glucides complexes vous permet de jouir au maximum des bienfaits d'un régime sain et de minimiser la production d'insuline (voir p. 12), manger fréquemment et

COMMENT MAINTENIR UNE ÉNERGIE CONSTANTE

Courbe rose : fluctuations de la glycémie que connaît une personne dont le régime alimentaire n'est pas équilibré. Courbe verte : taux de glucose stable, illustrant le régime du docteur Nutrition, grâce à l'association correcte des aliments et leur prise à heures régulières, qui permettent d'éviter les brusques chutes de glycémie et de maintenir un niveau constant d'énergie.

NOTRE RÉGIME

RÉGIME ALIMENTAIRE COURANT

Grâce à ce petit déjeuner constitué d'un yaourt nature, de graines et d'une poire, vous faites le plein d'énergie après une nuit de sommeil.

Un en-cas constitué d'un morceau d'omelette que vous avez préparée pour le dîner d'hier vous permet de tenir toute la matinée.

Les céréales du petit déjeuner font augmenter en flèche votre glycémie qui redescendra aussi vite, vous laissant avec votre sensation de faim.

Un fruit comme la pastèque, riche en sucre et pauvre en fibres, ne constitue pas un en-cas substantiel.

8h   9h   10h   11h   12h

régulièrement vous garantit un taux stable de glucose sanguin et par là même un niveau constant d'énergie. Ces deux facteurs, associés à l'absorption de petites quantités de nourriture, entraînent une perte effective de poids.

Comment cela fonctionne-t-il en pratique ?

Deux heures après le petit déjeuner, le taux de glucose du sang commence à baisser. Il continue à diminuer jusqu'à ce que la sensation de faim commence à apparaître. C'est le bon moment pour manger, juste avant que les tiraillements de la faim ne vous fassent souffrir. Si vous consommez une nourriture saine qui vous rassasie, votre niveau d'énergie se maintiendra. Cela signifie que vous devez apprendre à reconnaître les tout premiers signes de la faim, qui peuvent aller de la perte de concentration à un léger tremblement. Si vous avez déjà fait un régime, vous devez connaître la chute vertigineuse de la glycémie en milieu de matinée,

illustrée dans la courbe rose ci-dessous. Avec ce régime-ci, l'en-cas (voir pp. 82-83) que vous prenez vous permet de combattre la légère baisse de votre niveau d'énergie et de ne pas être affamé.

L'idéal est de manger toutes les deux ou trois heures, à savoir faire trois vrais repas par jour – le matin, le midi et le soir – et prendre deux en-cas substantiels, un en milieu de matinée et l'autre à l'heure du goûter.

Cela fonctionne comme lorsqu'on prend juste assez d'essence pour pouvoir arriver jusqu'à la prochaine station sans tomber en panne. Il faut en reprendre plusieurs fois dans la journée. Ainsi, outre combattre la faim qui nous pousse à manger des sucreries, cette régularité nous permet de réduire la production d'insuline, maximiser notre niveau d'énergie et perdre du poids.

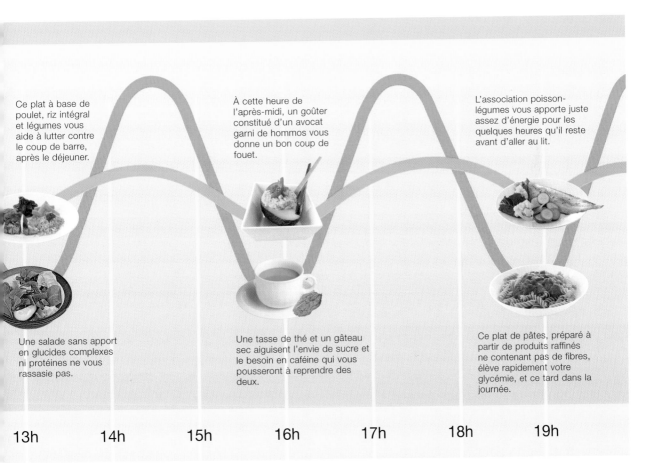

Ce plat à base de poulet, riz intégral et légumes vous aide à lutter contre le coup de barre, après le déjeuner.

À cette heure de l'après-midi, un goûter constitué d'un avocat garni de hommos vous donne un bon coup de fouet.

L'association poisson-légumes vous apporte juste assez d'énergie pour les quelques heures qu'il reste avant d'aller au lit.

Une salade sans apport en glucides complexes ni protéines ne vous rassasie pas.

Une tasse de thé et un gâteau sec aiguisent l'envie de sucre et le besoin en caféine qui vous pousseront à reprendre des deux.

Ce plat de pâtes, préparé à partir de produits raffinés ne contenant pas de fibres, élève rapidement votre glycémie, et ce tard dans la journée.

13h   14h   15h   16h   17h   18h   19h

Principe n° 5
Déjeuner le matin

Contrairement à de nombreux régimes où l'on ne mange pas à satiété et qui nous portent à grignoter, cette diète préconise de manger peu et souvent pour garder un niveau d'énergie constant et réussir ainsi à maigrir. Aussi, est-il essentiel de commencer la journée en prenant un petit déjeuner sain.

Sauter un repas, c'est aller tout droit à l'échec, surtout s'il s'agit du petit déjeuner. Il se peut que vous n'ayez pas beaucoup d'appétit le matin et soyez stressé : il faut s'occuper des enfants avant d'aller à l'école, vous préparer pour vous rendre au travail… Cependant il est fondamental de s'accorder un peu de temps pour déjeuner, votre perte de poids en dépend.

Changer ses habitudes

Si vous êtes de ceux qui avalent une tasse de café et mangent des céréales toutes prêtes pour démarrer la journée, il est temps de changer d'habitude.

Regardons tout d'abord quel effet a ce type de nourriture sur votre organisme. Ces céréales, qui manquent de protéines, sont transformées rapidement en glucose et ne fournissent de l'énergie qu'à court terme. Associées à la caféine, elles vous donnent l'impression d'être rassasié mais cela ne dure pas. Si vous avez déjeuné à 8 h, vers 10 h vous aurez très probablement un coup de barre que vous identifierez comme de la faim. Si vous prenez un café et un ou deux biscuits, le cycle infernal recommencera. Le programme santé étant conçu pour que vous mainteniez un niveau d'énergie constant et n'ayez pas trop la sensation de faim, votre apport en caféine et sucre doit être minimal.

Avoir une meilleure approche

Manger sainement peu et souvent est fondamental pour faire le plein d'énergie et perdre durablement du poids. Si vous prenez un petit déjeuner avec du muesli maison ou du yaourt avec des fruits et des graines, vous n'aurez pas faim avant 10 h 30 ou 11 h, moment idéal pour un en-cas. Ce régime étant conçu pour que vous mainteniez votre niveau d'énergie et n'ayez pas trop la sensation de faim.

Ce type de petit déjeuner est facile à préparer et contient la bonne association d'aliments : les fruits à écales, les graines et le yaourt constituent un apport en protéines et les céréales intégrales sont riches en glucides complexes. Si le yaourt et le muesli ne vous emballent pas, vous pouvez manger autre chose de tout aussi sain : des œufs, du pain grillé, des crack-pains, des fruits, des smoothies. Reportez-vous aux pages 78-79, cela vous donnera des idées.

PEUT-ON BOIRE DU CAFE ?

J'adore le café et je ne peux pas m'en passer le matin. Tant que vous buvez une tasse de café avec ou après un repas ou un en-cas qui contient des protéines et des fibres, votre niveau d'énergie reste élevé. Cependant, n'en prenez pas plus d'une ou deux tasses par jour car sous l'effet de la caféine vos glandes surrénales produisent de l'adrénaline. Celle-ci vous procure de l'énergie à court terme, comme lorsque vous êtes stressé, qui rend votre acuité visuelle et sonore plus intense et vos réactions plus rapides. Une fois ce moment passé, la production d'adrénaline s'arrête, votre niveau d'énergie baisse, vous vous sentez fatigué et vous avez faim, ce qui vous pousse à manger des aliments peu sains. Essayez de ne pas en boire plus d'une tasse par jour et… sans sucre ! Dans la mesure où vous ne devriez plus, à l'heure actuelle, avoir des envies folles de sucre, vous devriez ne pas trouver cela trop dur.

Votre petit déjeuner est-il équilibré?

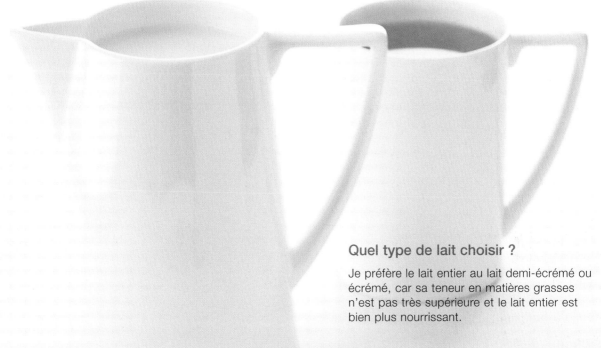

Quel type de lait choisir ?

Je préfère le lait entier au lait demi-écrémé ou écrémé, car sa teneur en matières grasses n'est pas très supérieure et le lait entier est bien plus nourrissant.

Le muesli idéal

Achetez un muesli riche en fruits à écale et en graines sans trop de fruits secs, pour qu'il ne se transforme pas trop vite en glucose. Mais pourquoi ne pas le préparer vous-même ? (voir page 108)

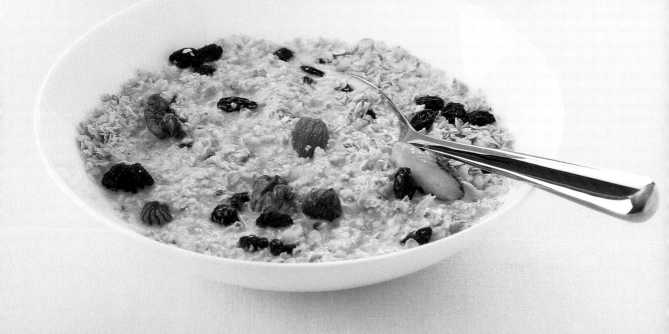

Principe n° 6
Limiter le sucre

Dans la prise de poids, le sucre en excès est autant à blâmer que les matières grasses. Aussi est-il extrêmement important d'en réduire la consommation. En outre, il est nuisible au bon fonctionnement intestinal, or l'un des credo de ce régime est une bonne digestion.

Voyons exactement ce que j'entends par le terme « sucre ». Le sucre a diverses appellations qu'on peut lire sur les emballages de nombreux produits, telles que saccharose, sorbitol, fructose (se reporter à l'encadré). Ces différents noms ne sont pas toujours parlants, aussi n'est-il pas étonnant que la plupart des gens n'aient pas idée de la quantité de sucre qu'ils consomment. L'objectif visé, en limitant l'apport en sucre, est de réduire l'afflux et la fréquence de la sécrétion d'insuline. Quelle que soit sa forme, le sucre est transformé en glucose extrêmement rapidement. Lorsque la glycémie augmente brusquement, l'organisme réagit immédiatement en produisant de l'insuline (voir p. 12). Au travers d'une série de réactions biochimiques, cette hormone permet le stockage de l'excès de glucose sous forme de graisses.

LES DIFFÉRENTES FORMES DE SUCRE

Bien que ces substances n'aient pas la même origine, ce sont toutes des formes de sucre.

- Saccharose
- Mannitol
- Glucose (dextrose)
- Miel
- Lactose
- Fructose
- Sorbitol
- Sirop de maïs
- Galactose
- Extrait de malt
- Maltose
- Sirop de riz
- Extrait de riz
- Mélasse
- Sirop de mélasse
- Sucre inverti

C'est la raison pour laquelle nous devons minimiser la sécrétion d'insuline si nous voulons maigrir. Il faut éviter les aliments qui se transforment rapidement en glucose ou les associer à ceux qui se décomposent plus lentement.

Le mythe des produits allégés

Les produits élaborés et les plats cuisinés contiennent presque toujours du sucre ajouté et il n'est pas rare qu'ils en renferment plusieurs types. Plus la teneur en matières grasses d'un produit est basse, plus celle en sucre est élevée. Les personnes qui souhaitent perdre du poids se tournent naturellement vers les produits contenant peu de matières grasses. Vous l'avez certainement fait pendant des années. Pourquoi n'avez-vous jamais réussi à avoir la silhouette dont vous rêvez alors que vous ne vous alimentiez que comme cela ? La réponse est simple : en mangeant ces produits allégés, vous consommez énormément de sucre.

Comment cela fonctionne-t-il ?

Voyons comment cela marche en pratique. Au petit déjeuner ou au goûter, vous prenez un muffin allégé (voir ci-contre). La teneur en sucre étant plus élevée que dans un muffin non allégé, votre glycémie augmente rapidement et retombe aussi vite. Vous avez bientôt de nouveau faim. Vous résistez à l'appel d'un autre en-cas, allégé, puis vous craquez ! Si vous aviez ingéré des protéines complètes et des glucides complexes (voir pp. 46-53), votre sécrétion d'insuline aurait été minimale. Votre niveau énergétique serait resté constant et vous n'auriez pas ressenti la faim. Ce que vous auriez mangé ensuite aurait fait l'objet d'un choix sain.

Peut-on utiliser des substituts du sucre ?

Les faux sucres sont utilisés dans les boissons dites diététiques et les produits élaborés. Notre régime les excluant, le problème ne se pose donc pas à ce niveau. En ce qui concerne le café et le thé, je vous suggère de les boire non sucrés. Ces édulcorants artificiels n'ont aucune valeur nutritionnelle et risquent de remettre en cause les bénéfices que vous tirez de votre programme santé car ils peuvent déclencher en vous des envies de sucreries.

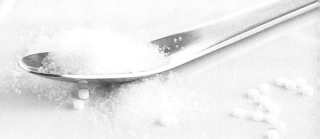

Quel est le meilleur choix ?

Dans le muffin allégé, le nombre de calories est plus bas mais la teneur en sucre est plus élevée. Dans la mesure où il contient un pourcentage élevé en sucre, le muffin allégé est classé parmi les glucides raffinés, qui sont rapidement convertis en glucose par l'organisme. La glycémie augmentant brusquement donne lieu à une sécrétion d'insuline et au stockage du sucre sous forme de graisses.

Muffin aux airelles

Ce muffin est préparé avec de la farine blanche, du sucre et des matières grasses. Les airelles contiennent des fibres et donc une petite quantité de glucides complexes.

Glucides simples et raffinés 80 %

dont sucre 40 %, et farine 40 %

Graisses végétales 15 %

Glucides complexes 5 %

Muffin allégé aux airelles

Il contient moins de graisses saturées que l'autre mais, pour compenser, du sucre a été ajouté durant le processus de fabrication.

Glucides simples et raffinés 90 %

dont sucre 50 %, et farine 40 %

Graisses végétales 5 %

Glucides complexes 5 %

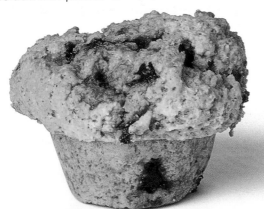

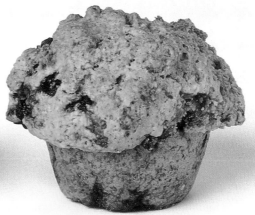

Principe n° 7
Faire de l'exercice

Une vie trop sédentaire risque de mener à l'échec n'importe quel régime amincissant. De la même manière qu'on ne maigrira pas en faisant de l'exercice régulièrement si l'on mange mal. Même quand on est débordé, on a encore du temps si on veut vraiment en trouver. Faites de l'activité physique votre priorité.

L'activité physique est très bénéfique et pas seulement pour perdre du poids. Si elle est régulière, elle aide à prévenir les maladies cardio-vasculaires, l'ostéoporose et le diabète de type 2. Elle permet aussi de mieux gérer son stress.

Augmentez votre taux métabolique de base
L'activité physique augmente le taux métabolique qui exprime les besoins en énergie nécessaires au maintien du processus vital lorsque l'organisme est au repos. Dans notre régime, faire de l'exercice a pour objectif d'accroître ce taux afin que la nourriture ingérée et les réserves de graisses soient transformées en énergie.

Le type d'alimentation que je préconise est constitué d'aliments intégraux ou complets. Le glucose produit par leur transformation est ensuite transporté par le sang dans les cellules où il est utilisé comme carburant pour fournir de l'énergie. Si vous suivez le programme santé, le taux de glucose qui pénètre dans vos cellules est suffisamment constant pour maintenir un bon niveau d'énergie et éviter les chutes brutales de glycémie (que vous interprétez comme de la faim).

En outre, il est possible d'influer sur notre production d'énergie. Celle-ci est assurée par les mitochondries des cellules, à partir du glucose. Les cellules sont capables de répondre aux besoins de l'organisme, si vous dépensez plus d'énergie, elles créent des mitochondries supplémentaires pour en produire davantage. Nous pouvons donc influer sur l'utilisation de notre glucose pour générer plus d'énergie en faisant de l'exercice. Un important besoin d'énergie encourage notre organisme à aller chercher le carburant nécessaire dans les réserves de graisses et les brûle.

Quel est le meilleur type d'exercice ?
Consulter un professionnel du métier serait le mieux, car je ne suis pas expert en la matière et ne peux que vous donner des suggestions.

Si vous décidez d'aller dans une salle de sport, demandez à l'instructeur de vous préparer un programme que vous puissiez suivre sans difficulté et qui soit plaisant. Pour ma part, et avec les meilleures intentions du monde, je finis toujours par trouver cela ennuyeux. Aussi, essayez de varier les exercices ou allez-y avec un ami qui a le même objectif que vous. Ce sera plus drôle et vous pourrez au moins bavarder.

En fonction de votre forme physique actuelle, vous pouvez faire du jogging, du tennis, du squash, de la natation, du foot, prendre des cours d'aérobic ou marcher en allant promener le chien. On peut trouver encore bien d'autres choses à faire !

Si vous détestez l'activité physique, commencez doucement. Tous les deux jours, allez donc faire un tour à pied jusqu'aux magasins du coin plutôt qu'en voiture. En revenant du travail, ne faites qu'une partie du trajet en bus ou en train et continuez jusqu'à chez vous en marchant d'un bon pas. L'important est de faire de l'exercice au moins 30 minutes d'affilée, trois fois par semaine, peu importe l'activité choisie. Mais n'exagérez pas. Rien ne sert d'avoir le cœur qui bat à cent à l'heure, ni de rentrer en nage après un long entraînement. Il faut que vous soyez encore capable de continuer tranquillement une conversation.

Choisissez donc quelque chose qui vous plaise, variez et tenez bon car vous en tirerez beaucoup de bienfaits et ferez des progrès considérables dans le cadre de votre régime.

Que manger après s'être dépensé ?

Si vous faites régulièrement de l'exercice, vous risquez d'avoir davantage faim. Augmentez vos portions de 10 % aux repas mais pas au-delà. Veillez à manger un en-cas immédiatement après l'effort, car vous avez brûlé du glucose, il est important d'en reconstituer le niveau. Prenez quelque chose qui contienne des glucides complexes et des protéines, une barre de céréales contenant de l'avoine, des fruits, des noisettes et des graines par exemple.

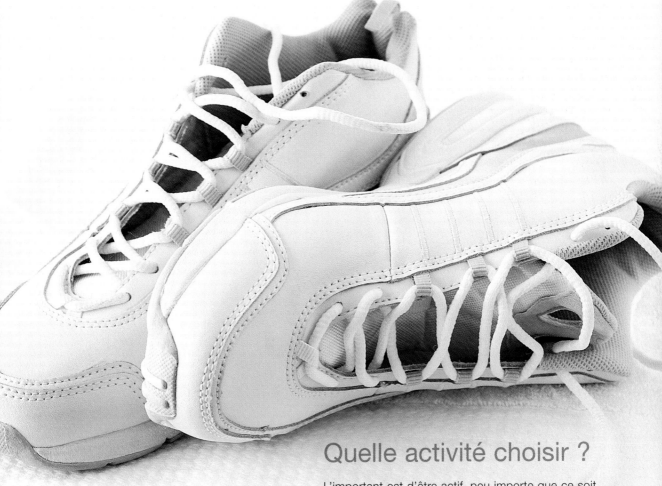

Quelle activité choisir ?

L'important est d'être actif, peu importe que ce soit en faisant du jogging, du tennis, du squash, de la natation, du foot, en allant en salle de gym ou en marchant, tout simplement. Faites-en au moins 30 minutes trois fois par semaine, plus si possible. Cela vous aidera à augmenter votre taux métabolique, facilitant ainsi l'élimination des réserves de graisses accumulées, et à améliorer votre digestion.

Principe n° 8
Suivre la règle des 80 %-20 %

Par le passé, peut-être avez-vous déjà fait des régimes qui devaient être suivis à 100 %.
Après un moment, il est difficile de s'y tenir – la frustration et la lassitude aidant –,
d'où l'importance de la règle des 80 %-20 %.

Ce régime préconise de manger peu et souvent pour que vous ressentiez le moins possible la faim et n'ayez pas la tentation de grignoter. Mais ce n'est pas si simple ! Et de temps en temps, vous vous laisserez aller à vos désirs. Malgré les suggestions pour affronter les situations particulières, les recettes et les conseils que ce livre contient, je sais qu'à certains moments rien ne pourra vous empêcher de résister à quelques carrés de chocolat, un gâteau, un bonbon ou une glace. Bonne nouvelle, ce régime vous permet de le faire ! Dans les limites du raisonnable évidemment.

En quoi consiste la règle des 80 %-20 %

Si vous vous tenez le plus possible aux principes du programme santé, à savoir associer les bons groupes d'aliments et éviter les produits raffinés ainsi que le sucre, votre alimentation vous rassasiera et vous aurez de bonnes chances de réussir votre régime. En mangeant régulièrement afin de maintenir constant votre taux de glucose sanguin, vous n'aurez pas envie de grignoter les sucreries auxquelles vous ne pouvez pas résister aujourd'hui. Cependant, manger n'est pas seulement se nourrir pour faire le plein d'énergie, cela a aussi une dimension sociale. En suivant ce régime à 80 %, vous parviendrez à votre objectif, quoique plus lentement. Par exemple, si vous mangez sainement toute la journée, vous pourrez faire un écart le soir en allant au restaurant ou à une fête (voir Situations spéciales pp. 92-95) : cet écart constitue les 20 % restants.

Il ne faudrait néanmoins pas que cela se produise au quotidien car vous risqueriez de revenir à vos vieilles habitudes, ce qui mettrait en péril votre régime car vous le trouveriez trop difficile à suivre. Réservez l'utilisation des 20 % aux situations où vous risquez de ne pas pouvoir suivre votre régime comme vous le souhaitez, en moyenne deux ou trois fois par semaine.

MANGER DEHORS

Si vous avez le choix du restaurant ou du café, allez manger dans un endroit où vous puissiez respecter les principes du programme santé. Il est possible de manger sainement dans beaucoup d'endroits. Lorsque vous commandez, ayez à l'esprit les proportions. Par exemple, en entrée, prenez des crudités et faites-les suivre par un plat de résistance contenant des protéines complètes. Si rien ne convient à votre régime, octroyez-vous un écart que vous comptabiliserez dans les 20 %. Au cas où vous seriez déjà en dehors des 20 %, faites de votre mieux, vous compenserez plus tard.

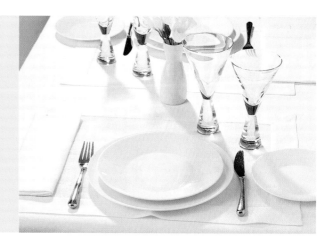

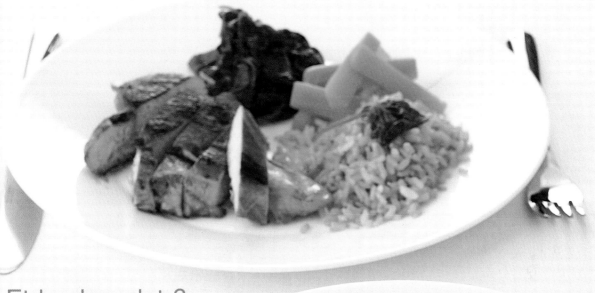

Et le chocolat ?

Le chocolat est de loin la gourmandise la plus irrésistible et la cause de l'échec de nombreux régimes. Voyons les règles à suivre.

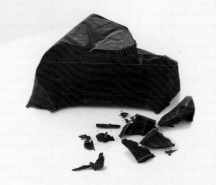

- Le plaisir que l'on a en en mangeant provient de la saveur de la fève, non des matières grasses et du sucre qui constituent le plus souvent 80 % de son contenu.

- Si vous craquez, prenez le plus noir qui soit, celui dont la teneur en cacao est supérieure à 70 %. Plus le taux de cacao est élevé, plus le pourcentage de sucre et de matières grasses est bas. Deux carrés de chocolat noir supérieur apportent plus de plaisir que 4 carrés de moindre qualité.

- Si vous êtes du genre à ne pas pouvoir vous arrêter après 2 carrés, essayez les mini-barres ou cassez votre tablette en morceaux et rangez-les dans divers endroits pour n'en prendre qu'un à la fois.

Principe n° 9
Prendre le temps de manger

Manger est un rituel social plaisant qui a perdu de sa valeur dans notre société. Les plats cuisinés et autres fast-foods ainsi que le rythme de vie que nous nous imposons ont tué le plaisir de s'asseoir autour d'une table pour savourer un repas. Il faut prendre le temps de manger !

Lors de mes consultations, j'ai vu beaucoup de clients, des gens tout à fait responsables, qui ne montraient aucun intérêt pour ce qu'ils mangeaient, alors que s'alimenter constitue une responsabilité envers soi-même. Certains d'entre eux changent de comportement, des femmes enceintes ou qui souhaitent l'être par exemple. Mais une fois le bébé né, elles retournent à leurs habitudes précédentes, bien qu'elles se sentaient beaucoup mieux en mangeant sainement.

J'ai aussi travaillé avec des familles qui dînent en quatrième vitesse après s'être préparé quelque chose de rapide, pour pouvoir passer le reste de la soirée devant la télévision à regarder des émissions de cuisine !

La vie moderne semble nous avoir volé le plaisir de cuisiner et de manger. Ces deux activités ne méritent plus à nos yeux qu'on y apporte du soin et du temps. Nous laissons l'industrie alimentaire y penser pour nous et nous tournons vers des occupations plus importantes. Si ce style de vie est le vôtre, demandez-vous si les plats cuisinés et autres produits instantanés n'ont pas contribué à vos problèmes de poids. Si vous apprenez à donner une valeur à la bonne nourriture et à la respecter, prendre le temps de manger deviendra une habitude. Mettez-vous tranquillement à table en famille au moins une fois par jour. Vous trouverez peut-être même agréable de vous y attarder pour bavarder après la fin du repas.

Manger au travail

Si vous avez un travail très stressant et que vous ne pouvez jamais faire un vrai déjeuner, je suppose que vous avalez un sandwich à midi et que vous grignotez quand vous le pouvez. Dans le cadre de ce régime, vous allez manger peu et souvent. Cela signifie que dans la matinée et dans l'après-midi, vous quitterez votre poste de travail et prendrez quelques minutes pour préparer et manger votre en-cas (voir pp. 82-83). Au début, il vous faudra un temps d'adaptation mais vous verrez bien vite que préparer un en-cas est simple et rapide. Prendre le temps de manger vraiment et de bien mâcher vous permettra d'emmagasiner suffisamment d'énergie pour tenir jusqu'au prochain repas. Si vous ne pouvez vraiment pas quitter votre poste, ayez un petit sac de fruits à écale (non salés) à proximité et mangez-en une poignée avec une pomme. Si vous avez des rendez-vous ou des réunions toute la journée, trouvez quelques minutes entre deux pour manger. En sautant les en-cas, vous risquez de vous tourner vers le café et les biscuits, ce qui vous conduira à mal manger à midi car votre niveau d'énergie étant bas, vous aurez besoin de « refaire le plein » rapidement.

LES BIENFAITS DE LA PAUSE REPAS

- Vous êtes moins stressé.
- Vous digérez convenablement et votre appareil digestif se porte bien car vous mâchez lentement.
- Votre organisme absorbe mieux les nutriments.
- Vous en tirez de la satisfaction car vous avez mangé un plat savoureux qui vous a rassasié.

Ne mangez pas à votre poste de travail

Lorsque vous êtes au travail, essayez de considérer le déjeuner et les en-cas comme des activités en soi, sur lesquelles vous devez vous concentrer. Prenez le temps de manger lentement afin de bien digérer. Pour cela, quittez votre poste ou éteignez votre ordinateur.

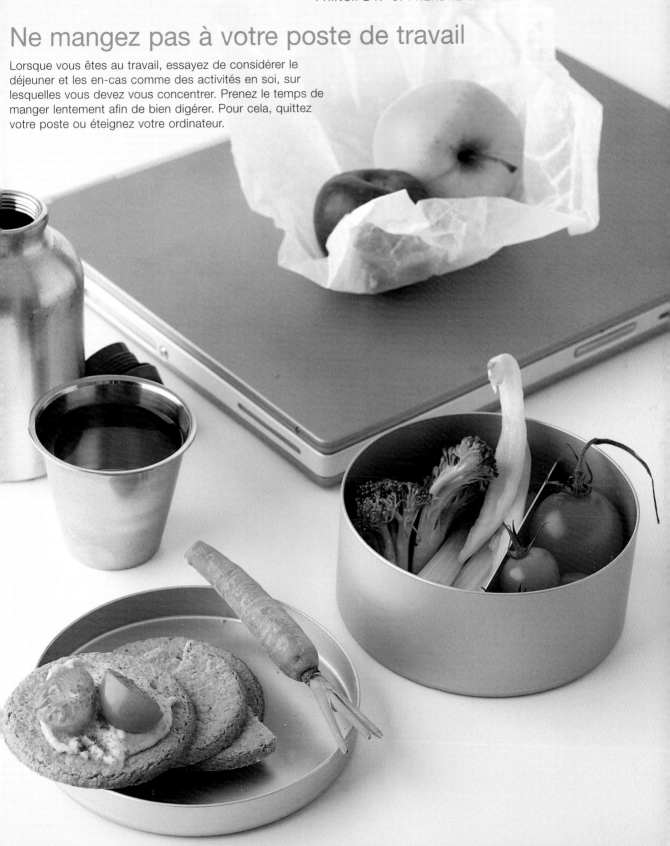

Principe n° 10
Manger des graisses pour maigrir

Si vous avez suivi des régimes hypocaloriques, les lipides sont pour vous le pire ennemi. En théorie, les graisses accumulées par notre organisme et celles présentes dans la nourriture sont similaires, en pratique non. Les graisses essentielles issues des aliments sont fondamentales pour le bon fonctionnement de notre corps.

Les lipides fournissent 9 calories par gramme, plus que les autres nutriments énergétiques, c'est pourquoi de nombreux régimes limitent la consommation de graisses. Celles qui sont à éviter sont les graisses saturées, non les graisses essentielles, appelées aussi poly-insaturées.

Graisses saturées et poly-insaturées

Il existe plusieurs types de lipides que l'organisme utilise de différentes manières. Les graisses essentielles proviennent de notre nourriture (voir ci-contre). Leur conversion par notre corps dépend de plusieurs enzymes qui ont elles-mêmes besoin de nutriments spécifiques pour assurer leur fonction efficacement. Les graisses non essentielles – saturées – ne sont pas nécessaires à l'organisme en grande quantité, mais n'en ont pas moins un rôle à jouer. En outre, les graisses ajoutent de la saveur aux aliments – dans l'industrie alimentaire, elles sont importantes pour l'évaluation de la sensation buccale – et sont considérées comme incontournables. Lorsque nous ingérons des lipides, notre organisme sécrète de la galanine, une substance qui augmente l'envie de graisses. Cela explique pourquoi nous grignotons avec plaisir des aliments contenant des graisses saturées. Fort heureusement, nous avons la même sensation en ingérant des graisses essentielles qui devraient constituer la majorité des lipides que nous consommons.

Des graisses oui, mais pas trop

Les recherches montrent que dans un régime amaigrissant, l'énergie issue des lipides ne doit pas dépasser 30 %. Pour respecter parfaitement les principes du nôtre, nous y inclurons 20 % de graisses essentielles. Elles permettent de ralentir la conversion des glucides en glucose et donnent du goût aux aliments.

ÉTIQUETAGE DES PRODUITS ALLÉGÉS

Si vous achetez par exemple un paquet de chips allégées, vous devez pouvoir lire sur l'emballage une mention spécifiant environ 33 % de graisses en moins. Selon les informations nutritionnelles (cadre du haut), le produit contient un peu plus de 5 g de lipides, mais ce chiffre ne rend pas compte du nombre de calories correspondantes. Souvenons-nous que les lipides fournissent 9 calories par gramme. Il faut donc multiplier 5 par 9 pour calculer le nombre de calories apportées par les lipides dans ce produit, soit 45 sur un total de 113 calories. Ce chiffre est la valeur énergétique uniquement fournie par les matières grasses, l'emballage devrait le mentionner, comme c'est le cas dans le cadre du bas. Bien que le poids des lipides soit inférieur d'environ 3 g par rapport à un paquet de chips ordinaires, le pourcentage des calories qui en est issu reste très élevé : 42 %. En conclusion, si vous absorbez seulement 5 g de lipides, n'oubliez pas qu'ils représentent 42 % des calories de ce produit.

	Pour 24 g
Valeur énerg.	113 calories
Protéines	1.8 g
Glucides	14.4 g
dont sucres	0.1 g
Lipides	5.3 g

	Pour 24 g
Valeur énerg.	113 calories
Lipides	45 calories
Kcal des lipides	42 %

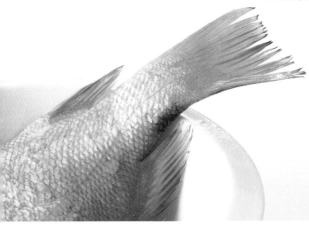

Où trouve-t-on les bonnes graisses ?

Dans les aliments contenant des graisses mono- et poly-insaturées (essentielles).

Les lipides présents dans le poisson (saumon, maquereau, thon, truite, anguille et sardine), les graines, les fruits à écale et les olives sont les plus bénéfiques. Cela étant, n'en consommez pas trop. Limitez-vous à une poignée de fruits à écale par jour et ne mangez pas de poisson plus de 4 ou 5 fois par semaine.

Les bonnes huiles

Cette photographie présente des produits contenant de bonnes graisses sous leur forme naturelle et les huiles qui en sont issues. Celles-ci sont salutaires en petites quantités. Pour vos salades comme pour la cuisine, utilisez des huiles de qualité portant la mention « pression à froid ». Évitez de les faire cuire à haute température car elles perdent leur valeur nutritionnelle.

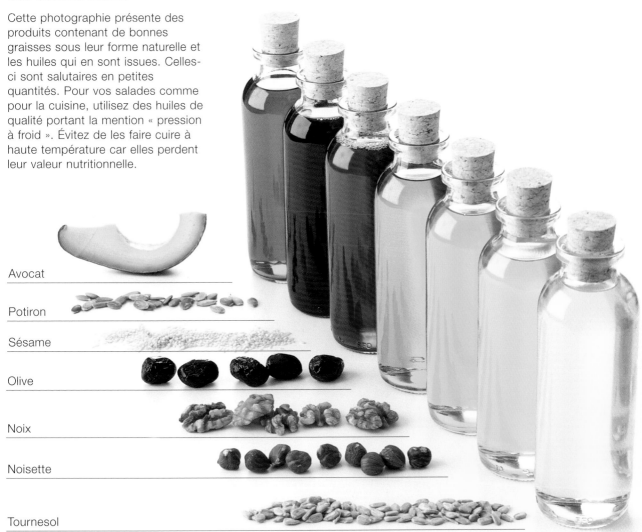

Avocat

Potiron

Sésame

Olive

Noix

Noisette

Tournesol

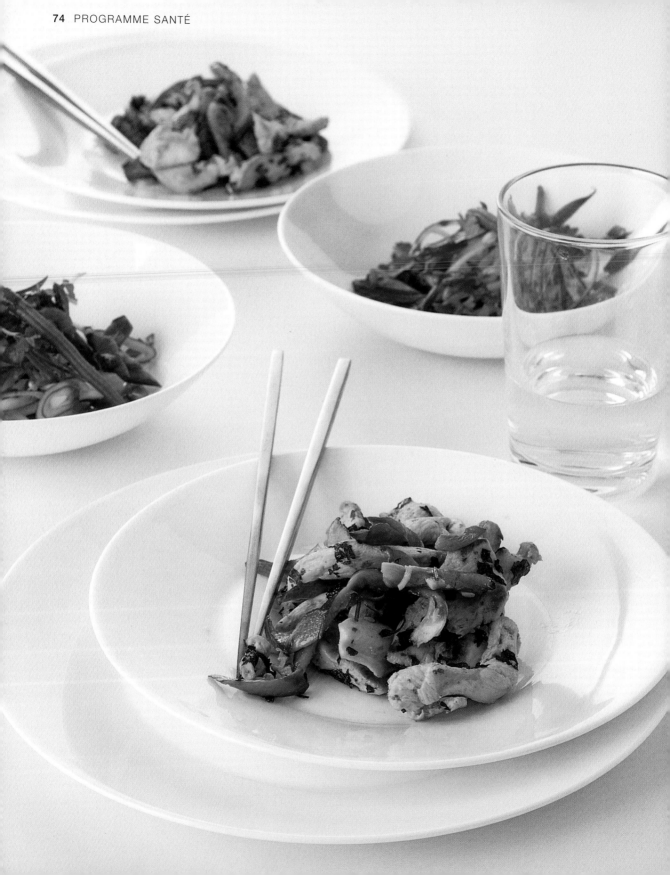

Repas équilibrés

Après avoir vu la partie théorique du programme santé, passons à la section pratique. Vous y trouverez un rappel du type d'aliments que vous devez consommer en fonction de l'heure des repas et des en-cas pour maintenir un niveau d'énergie constant et pour bien digérer. Les associations alimentaires – protéines complètes et glucides complexes présents dans les féculents et les légumes – sont illustrées sous forme d'équations. Celles-ci constituent un bon aide-mémoire pour vous souvenir à quelle catégorie appartiennent les aliments et vous assurer qu'ils s'intègrent réellement à votre régime.

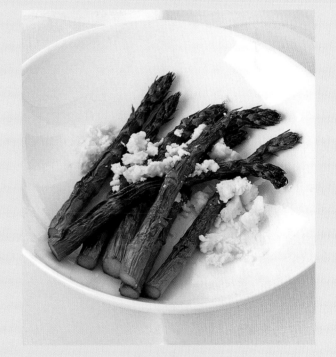

Choisir ce que l'on mange
Les idées de repas et d'en-cas vous serviront de tremplin pour concevoir vos propres menus. Elles prévoient l'association des différentes catégories d'aliments selon des proportions définies afin d'optimiser votre énergie, réduire la sensation de faim et vous aider à perdre du poids. Vous pouvez substituer n'importe quel aliment protéique à un autre, selon vos goûts. N'oubliez pas d'inclure des légumes au déjeuner, au dîner et dans les en-cas, pour ne pas glisser vers une diète trop riche en protéines.

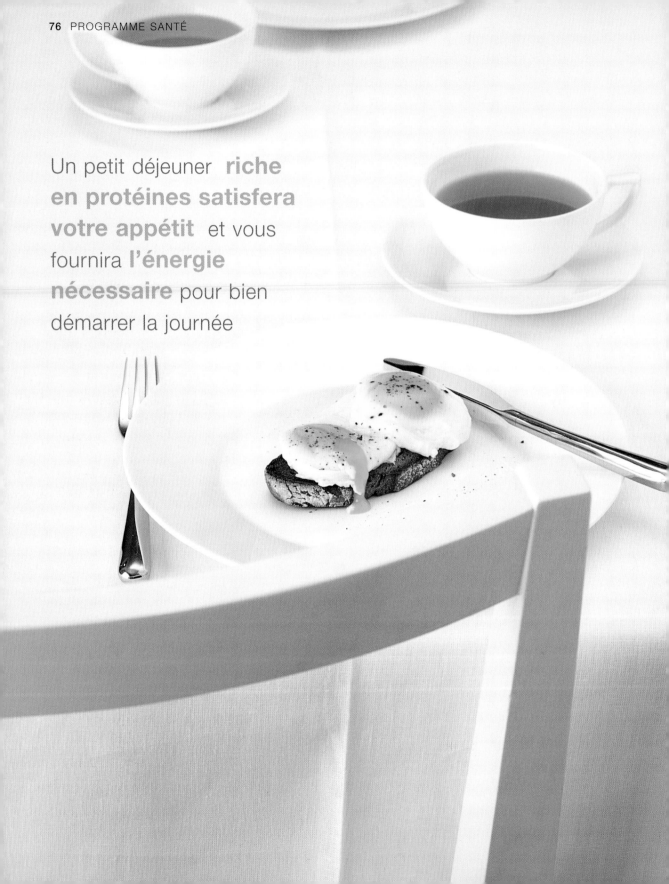

Un petit déjeuner **riche en protéines satisfera votre appétit** et vous fournira **l'énergie nécessaire** pour bien démarrer la journée

Petit déjeuner

Dans la section intitulée Principe n° 5 : déjeuner le matin (voir pp. 62-63), nous avons vu l'importance du petit déjeuner et l'influence qu'il a sur notre forme pendant toute la journée. Voyons maintenant plus précisément comment cette théorie fonctionne.

Lors de la digestion, la nourriture se décompose et se transforme, les éléments qui en résultent sont le glucose, les vitamines, les minéraux, etc. Le glucose agit comme carburant et fournit de l'énergie à chaque cellule. Il vous faut bien associer les aliments selon les bonnes proportions (voir p. 48) car, pour que vous maigrissiez, le glucose doit être libéré dans le sang graduellement. S'il est régulier, ce processus limite la sécrétion d'insuline, qui doit être maintenue à un taux peu élevé quand on a des kilos à perdre.

Qu'est-ce qu'un petit déjeuner sain ?

Nous avons vu que le petit déjeuner devait comprendre des aliments dont la dégradation dans l'organisme est lente. Or notre petit déjeuner traditionnel comprend généralement de la caféine et des glucides raffinés, qui fournissent au corps de l'énergie à court terme mais rien de plus. L'image du petit déjeuner sain composé de céréales, toast, jus d'orange et café noir est basée sur la théorie du calcul des calories. Cette approche négligeant les protéines, je vous garantis que votre énergie décroîtra rapidement.

Car quand la glycémie chutera après avoir connu une brusque augmentation, votre organisme interprétera cette baisse comme de la faim et vous devrez lutter contre une envie irrésistible de grignoter.

En revanche, un petit déjeuner riche en protéines vous fournira l'énergie nécessaire pendant suffisamment de temps pour que vous n'ayez pas faim. Néanmoins, rappelez-vous qu'il ne doit pas être composé que de protéines pures, vous devez y inclure des glucides complexes. Vous trouverez des idées pour préparer de bons et substantiels petits déjeuners.

LA BONNE ÉQUATION POUR LE PETIT DÉJEUNER

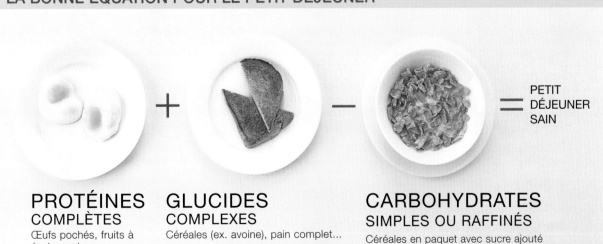

PROTÉINES COMPLÈTES
Œufs pochés, fruits à écale, graines…

+

GLUCIDES COMPLEXES
Céréales (ex. avoine), pain complet…

−

CARBOHYDRATES SIMPLES OU RAFFINÉS
Céréales en paquet avec sucre ajouté

= PETIT DÉJEUNER SAIN

Idées de petit déjeuner

Beaucoup d'entre nous considèrent le petit déjeuner comme une perte de temps. Or, ce repas est essentiel pour garder un niveau constant d'énergie pendant toute la matinée. Les petits déjeuners suggérés ici sont faciles à préparer, substantiels et de surcroît savoureux !

Vous connaissez maintenant le principe n° 1 et savez que les protéines et les glucides complexes constituent une association saine et énergétique (voir p. 46-49). C'est ainsi que vous devez composer le premier repas de la journée. Par exemple, si le morceau de poisson qui vous reste de votre dîner de la veille vous fait envie : allez-y, faites-vous plaisir. Ce n'est certes pas un choix typique pour le petit déjeuner, mais il s'intègre parfaitement à votre programme. N'oubliez pas d'y ajouter des glucides complexes : un peu de légumes, des galettes de riz ou un morceau de pain de seigle. Voici quelques suggestions qui devraient vous donner des idées pour préparer de bons petits déjeuners.

Petits déjeuners chauds

Deux œufs brouillés, pochés ou à la coque avec une tranche de pain de seigle ou des galettes de riz

Les œufs fournissent les protéines, le pain de seigle et les galettes de riz les glucides complexes. Vous pouvez aussi manger les œufs pochés accompagnés de tomates et de champignons grillés si cela vous tente.

Si vous n'avez pas le temps de cuisiner le matin, faites cuire des œufs durs la veille au soir.. Si vous n'avez pas le temps de cuisiner le matin, faites cuire des œufs durs la veille au soir. Coupez-les en deux et saupoudrez-les d'aneth ou d'estragon haché.

Accompagnez-les de pain grillé ou de biscuits d'avoine.

Bouillie d'avoine

Un bol de bouillie d'avoine vous apportera les fibres nécessaires à un bon transit intestinal.

Mélangez-y un yaourt nature fermenté pour les protéines et une poire en morceaux pour y ajouter des glucides complexes et de la saveur ! Vous pouvez aussi essayer la recette de la bouillie d'avoine à la pomme qui est tout aussi simple (voir p. 106).

Poisson avec des légumes grillés ou vapeur, ou du pain grillé (seigle ou blé complet)

Délicieux, le poisson est rapide et facile à cuisiner. Il apporte à votre organisme des nutriments essentiels pour bien commencer la journée.

Petits déjeuners froids

Céréales sans sucre (par ex. corn flakes) et graines de tournesol

Si vous achetez des céréales confectionnées, vérifiez qu'elles ne contiennent pas de sucre. En ajoutant des noisettes, des graines de tournesol, une cuillère à soupe de yaourt nature fermenté et une cuillère à café de raisins secs, vous vous assurez un apport en glucides complexes (raisins et céréales) et en protéines (noisettes, graines et yaourt).

Muesli aux fruits à écale et aux graines

Un muesli maison (voir p. 108) à base de céréales intégrales, fruits à écale et graines pourvoit en protéines

LES BIENFAITS DES NUTRIMENTS

La meilleure façon d'apporter des nutriments à votre organisme est de manger autant d'aliments non raffinés que possible, tels que les céréales intégrales dont les grains sont restés intacts. En revanche, les céréales raffinées, que l'on trouve en paquet, le sont à tel point que leur teneur en nutriments risque de s'être fortement réduite. Aussi, en préparant votre petit déjeuner, souvenez-vous que le taux de fibres et de vitamines B des céréales entières est bien plus élevé que dans les céréales raffinées. L'avoine, par exemple, recèle la plupart des vitamines B, qui jouent un rôle important dans le fonctionnement de l'organisme. Elles participent à la production de l'énergie et exercent une action sur la stabilité de l'humeur, ce qui en retour permet de prévenir les envies irrésistibles de sucre et de café.

et glucides complexes. Préparez une bonne quantité de muesli à l'avance que vous conserverez dans une boîte en plastique. Ainsi, les matins où vous ne vous sentirez pas le courage de faire quoi que ce soit, il vous suffira d'y ajouter un peu de lait.

Yaourt nature à la pomme

Pour préparer un petit déjeuner rapide et savoureux, il suffit d'ajouter une pomme en morceaux à deux cuillères de yaourt nature fermenté, que vous parsemez d'amandes brisées et de graines de tournesol ou de sésame. Le yaourt, les amandes et les graines contiennent des protéines. Les pommes, riches en fibres, vous apportent les glucides complexes.

Vous trouverez une recette similaire, à la poire, p. 107.

Smoothie au tofu

Pour changer un peu, préparez-vous un smoothie. Passez au mixeur 50 g de tofu mou, une pomme en morceaux, une cuillère à soupe de graines de tournesol, potiron ou sésame et du lait (vache, chèvre, brebis, riz ou soja).

Ajoutez quelques gouttes d'essence de vanille ou une cuillerée à café de cacao en poudre (non sucré).

Pour un petit déjeuner parfaitement équilibré, buvez un **smoothie rafraîchissant** au **tofu,** aux **fruits** et aux **graines**

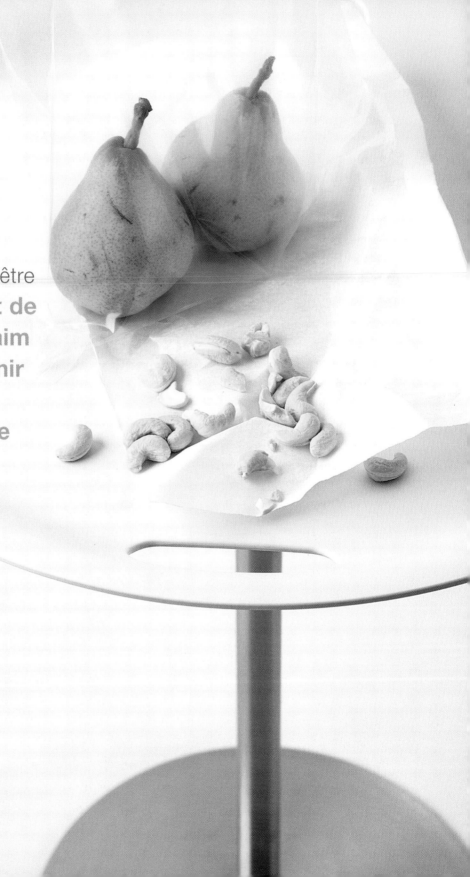

Pour bien faire, l'en-cas devrait être pris juste **avant de ressentir la faim** pour vous **fournir de l'énergie** avant une **chute importante** de **glycémie**

En-cas

En milieu de matinée et d'après-midi, l'énergie fournie par votre précédent repas, riche en protéines, a été utilisée par votre organisme pour vous permettre de respirer, penser, marcher, faire de l'exercice. Aussi est-il temps de se « réapprovisionner en carburant ».

Si vous avez pris votre petit déjeuner vers 8 h, mangez un en-cas entre 10 h 30 et 11 h. Dans l'après-midi, goûtez autour de 16 h, si vous avez déjeuné vers 13 h. Pour bien faire, l'en-cas devrait être pris juste avant de ressentir la faim pour vous fournir de l'énergie avant que votre glycémie ne connaisse une trop forte baisse. N'attendez pas d'être affamé pour manger quelque chose.

Quel type d'en-cas prendre ?

La préparation d'un en-cas doit être simple, vous n'avez ni besoin d'y passer 3 h ni de vous mettre en quatre. Pour préparer une crudité et un aliment à tartiner, il suffit d'éplucher vite fait une carotte et de la tremper dans votre hommos, votre pâté de saumon ou autre. L'important est que vous consommiez des glucides complexes et des protéines. N'oubliez pas de prendre le temps de manger calmement en mâchant bien chaque bouchée.

Si vous travaillez, préparez quelque chose à l'avance, que vous emporterez dans une boîte hermétique : des légumes crus épluchés et quelques morceaux de fromage par exemple. Quelques bouchées suffiront à vous rassasier.

Barres de céréales et boissons énergétiques

Les barres de céréales et les boissons énergétiques ne constituent pas le meilleur choix. Si elles sont présentées comme des produits sains, il suffit de lire les informations nutritionnelles sur l'emballage pour constater qu'elles contiennent du sucre. Il serait prudent de vérifier aussi leur teneur en protéines, considérant que le pourcentage recommandé par ce régime est de 40 %. Choisissez plutôt l'un des en-cas suggérés dans les pages suivantes.

LA BONNE ÉQUATION POUR UN EN-CAS

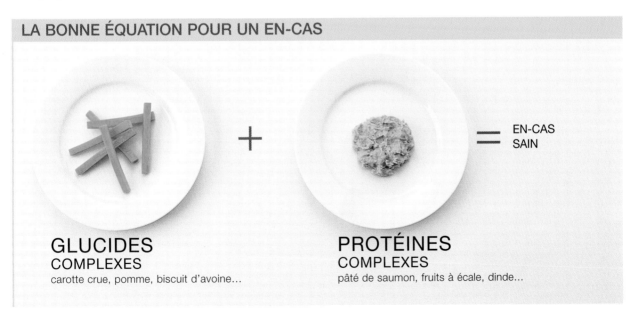

GLUCIDES
COMPLEXES
carotte crue, pomme, biscuit d'avoine…

+

PROTÉINES
COMPLEXES
pâté de saumon, fruits à écale, dinde…

= EN-CAS
SAIN

Idées d'en-cas

Manger un en-cas le matin et l'après-midi est l'un des fondements de votre programme santé. Tous deux doivent associer les aliments dans les proportions indiquées par l'équation de la page précédente. N'oubliez pas que l'heure à laquelle vous les prenez est aussi importante que les quantités.

Si vous ne laissez pas passer trop de temps entre les repas et les en-cas, vous ne risquez pas de trop manger ni de grignoter des sucreries et autres gâteaux. Les en-cas doivent être faciles et rapides à préparer, un peu de créativité permettra de les varier. Si vous n'êtes pas chez vous dans la journée, emportez un fruit, un paquet de graines variées ou de divers fruits à écale : une pomme et 5 noisettes suffisent à constituer un en-cas substantiel. Vous n'avez guère d'idées pour en inventer de nouveaux ? Ce n'est pas grave, avant tout, vos en-cas doivent être sains, à savoir contenir les bonnes proportions de protéines et de glucides complexes, et être savoureux pour que vous les mangiez avec plaisir.

Simples et bons

1 fruit frais et des fruits à écale

Mangez une pomme ou une poire et 5 ou 6 noix du Brésil ou amandes. Les fruits à écale constituent un excellent choix et sont faciles à transporter. Achetez-les en petits paquets et emportez-les partout où vous allez. Cependant n'en abusez pas. Limitez-vous à 5 ou 6 par jour et mangez un fruit frais en même temps pour un apport supplémentaire en glucides complexes. Vous pouvez les remplacer par une poignée de graines mélangées : sésame, potiron, tournesol. Pensez également aux noix de soja, on en trouve dans les supermarchés ou les magasins diététiques. Elles contiennent beaucoup moins de matières grasses que les fruits à écale et sont riches en protéines. En outre, elles permettent de varier vos en-cas.

2 galettes de riz, biscuits d'avoine ou 1 petite tranche de pain de seigle, tartinés de beurre de fruits à écale

Le beurre de cacahuète, noix de cajou ou amande est une excellente solution de remplacement au beurre, assurez-vous qu'il ne contient pas de sucre et n'en mangez pas trop à la fois. Une lichette de ce beurre sur une galette de riz, un biscuit d'avoine ou 1 tranche de pain de seigle suffit.

1 cuillère à soupe d'aliment à tartiner et des crudités

Prenez du guacamole, du tzatziki, du hommos ou du pâté de poisson. Si vous souhaitez préparer vous-même le hommos, reportez-vous à la recette p. 26. Mangez-les sur quelques légumes crus : carotte, céleri, endive, concombre ou brocoli. Si vous travaillez, coupez les légumes chez vous et emportez-les dans une boîte ou un sac en plastique. Si vous en avez la possibilité, mettez-les au réfrigérateur une fois arrivé.

2 biscuits d'avoine ou crack-pains de seigle, tartinés de guacamole

Pour la préparation du guacamole, reportez-vous à la recette p. 134. Arrosez-le de citron, vous pourrez le conserver au réfrigérateur pendant 24 h.

LES COMPLÉMENTS ALIMENTAIRES

Bien que les compléments alimentaires puissent nous être salutaires, beaucoup d'entre nous en abusent sans savoir exactement quels effets ils ont sur l'organisme. Le programme santé étant conçu pour améliorer la digestion et l'absorption des nutriments, il est préférable de puiser les vitamines et les minéraux directement dans votre alimentation. Si un ou deux compléments peuvent vous apporter quelques bienfaits, sachez que la réussite de votre régime dépend des changements introduits dans vos pratiques alimentaires et votre mode de vie, non d'une fiole de comprimés. Plutôt que de dépenser votre argent à l'aveuglette dans ces produits, prenez rendez-vous chez un nutritionniste ou un diététicien qui saura vous conseiller en fonction de vos éventuels besoins.

MARIAGES

Choisissez l'un de ces produits renfermant des glucides complexes :

**1 tranche de pain de seigle, grillée ou non
2 biscuits d'avoine
2 galettes de riz
2 galettes de maïs**

Tartinez-les de l'un des aliments protéiniques suivants : **fromage** – celui de votre choix. Je vous recommande cependant le fromage blanc. Évitez le bleu et les fromages vieux.

Poisson – pâté ou crème à base de poisson gras : maquereau, saumon, thon, sardine.

Œuf – dur coupé en petits morceaux auquel vous mélangez du persil, de l'aneth ou de l'estragon, finement haché.

Poulet ou dinde – sans la peau. Si vous les achetez sous vide, veillez à ce qu'ils ne contiennent pas de sucre.

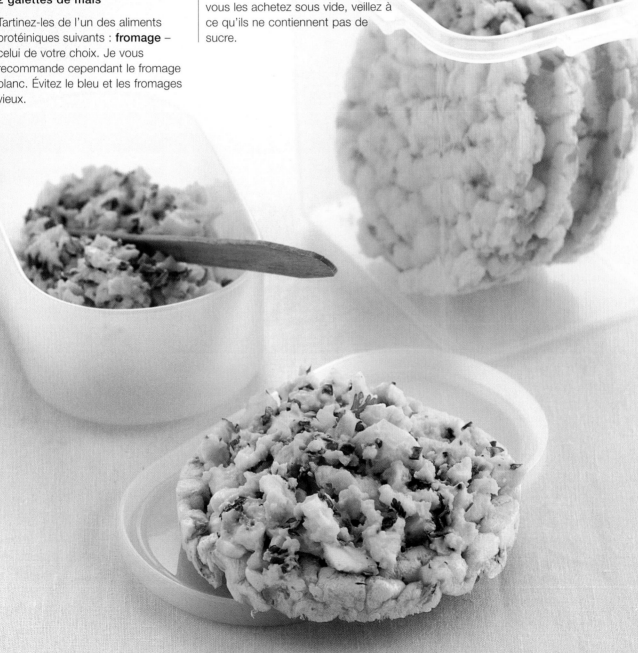

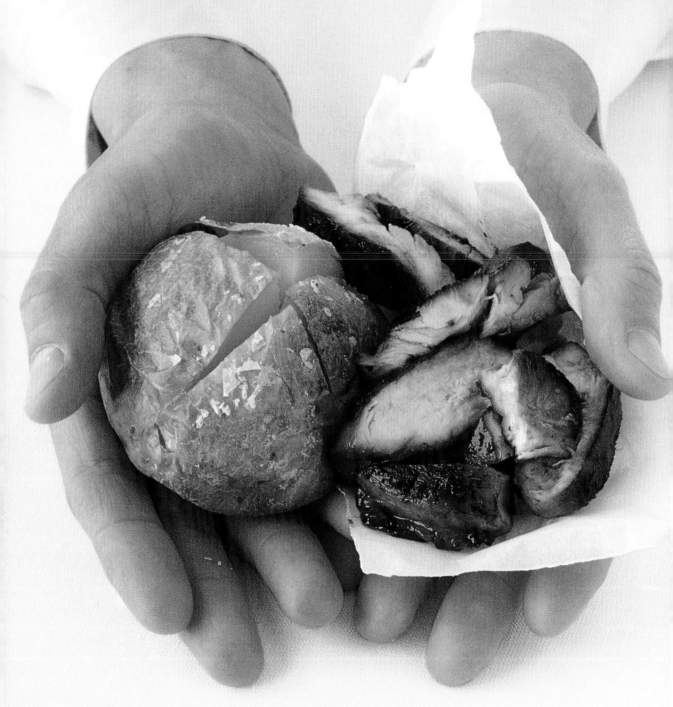

La surface de vos **deux mains ouvertes** correspond à votre **portion** de nourriture pour **un repas**

Déjeuner

À midi, souvenez-vous que vous devez associer protéines complètes et glucides complexes dont des fibres. Autre règle non moins importante à respecter : au déjeuner, il vous faut manger légèrement plus qu'au petit déjeuner ou au dîner.

L'en-cas que vous avez pris dans la matinée a permis à votre taux de glucose de se maintenir. Vers 13 h, vous devez refaire le plein d'énergie. Il est important de ne pas trop manger, tenez-vous-en à la règle édictée ci-dessus.

Quelle quantité manger ?

La portion de protéines doit être un peu plus petite que la paume d'une main. Quant aux glucides complexes, ils doivent représenter 60 % de votre assiette. La quantité de nourriture correspondant à un repas équivaut à la surface de vos deux mains ouvertes.

En utilisant cette drôle d'unité de mesure, vous devriez manger plus ou moins la bonne quantité, à condition évidemment que vous n'empiliez pas les aliments les uns sur les autres ! Si vous avez le temps et que vous aimez cuisiner, c'est parfait. Sinon faites l'effort de préparer un déjeuner digne de ce nom. Les enzymes digestives répondant aux stimuli visuels, une belle présentation facilitera la digestion. Cela étant, il ne s'agit pas de grande cuisine. Vous pouvez faire du blanc de poulet, que vous emmènerez froid au travail, auquel vous ajoutez une pomme de

terre à l'eau et des légumes verts ou encore une salade de riz complet. Plus que beau, l'important est que ce repas soit bon et qu'il vous fournisse les nutriments et l'énergie nécessaires pour arriver à l'heure du goûter sans être mort de faim.

Si vous avez l'habitude de manger des sandwichs à midi, je vous suggère de les limiter à deux par semaine et de préparer un vrai repas les autres jours. Page suivante, vous trouverez des idées de déjeuners à prendre chez soi, au travail ou en déplacement.

LA BONNE ÉQUATION POUR LE DÉJEUNER

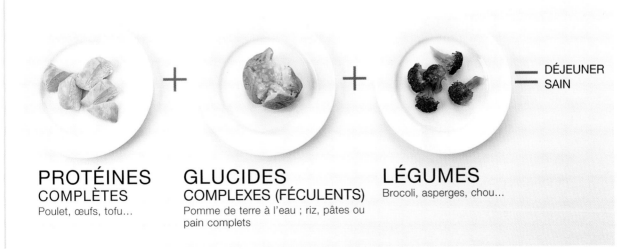

PROTÉINES
COMPLÈTES
Poulet, œufs, tofu…

GLUCIDES
COMPLEXES (FÉCULENTS)
Pomme de terre à l'eau ; riz, pâtes ou pain complets

LÉGUMES
Brocoli, asperges, chou…

= DÉJEUNER SAIN

Idées de déjeuner

Le déjeuner est souvent un repas pris rapidement pour supprimer la faim, surtout lorsque l'on travaille ou que l'on est très occupé. Si peu de temps que vous ayez, il est essentiel de vous arrêter au moins dix minutes pour vous détendre et manger sans être bousculé.

En prenant suffisamment de temps pour manger correctement et bien mâcher, vous faciliterez la digestion et par là même tirerez le maximum de bienfaits de la nourriture saine que vous avez préparée. Enfin, cette pause vous aidera à réduire votre stress en plein milieu de journée.

Déjeuner en dehors de chez soi

Beaucoup d'entre nous ne déjeunent pas chez eux. Si c'est votre cas, ces suggestions vous aideront à préparer à l'avance ce que vous emporterez pour midi. Vous préférez peut-être planifier vos menus sur toute la semaine. Dans ce cas, faites une liste des plats que vous souhaiteriez manger chaque jour à midi. Pour une question pratique, cuisinez-les pour le dîner de la veille et gardez-en une portion pour le lendemain. Voici quelques idées de préparation.

Suggestions

Cabillaud au pesto passé au four avec du chou-fleur et des haricots verts à la vapeur

Mettez le poisson sur la lèchefrite légèrement huilée, recouvrez-le de pesto frais, assaisonnez-le de poivre noir fraîchement moulu et laissez-le cuire environ 10 mn à température moyenne. Pour préparer vous-même le pesto, voir la recette p. 29.

Soupe accompagnée de pain de seigle ou pain complet

La soupe se décline à l'infini : aux légumes avec des lentilles ou des haricots ; aux petits pois et au jambon ou encore au poulet et aux légumes. Ces plats sont bien équilibrés en protéines et glucides. Vous trouverez des recettes pp. 23, 123 et 124.

Blanc de dinde grillé, filet de thon ou œuf dur

Accompagnez-le d'une salade contenant 5 types différents de légumes et de feuilles de salade.

Pois chiches et poivron rouge

Ajoutez de la salade verte et des pignons. Pour l'assaisonnement, voir p. 117.

Salade niçoise

Voir recette p. 116. Vous pouvez y ajouter du thon.

Salade César au poulet

Intégrez des morceaux de poulet grillé froid à une grosse salade verte (assaisonnement p. 117).

Salade au fromage de chèvre

Utilisez plusieurs types de salade (assaisonnement p. 117).

Filet de maquereau fumé

Servez froid accompagné d'une grosse salade verte et d'un demi-avocat.

Soupe de légumes

Appuyez-vous sur la recette p. 124 en remplaçant le poisson et les fruits de mer par des légumes.

Salade composée

Laitue, dinde, asperges et feta.

Œuf poché ou dur

Servez avec une salade de riz, haricots et tomates.

Sardines, fraîches ou en boîte

Parsemez d'aneth et servez sur du pain de seigle.

Blanc de poulet poché

Servez avec une salade, des légumes grillés ou du taboulé (voir p. 113).

Petite pomme de terre au four

Ajoutez des sardines, du thon, du saumon (frais ou en boîte), du poulet ou des haricots blancs pour l'apport en protéines et servez avec une grosse salade.

Sélection de sandwichs

Choisissez un type de pain :

sans gluten, complet, aux céréales, de seigle

Garnissez votre sandwich d'un aliment protéinique et de salade. Utilisez très peu de beurre, de mayonnaise ou de fromage à tartiner.

Fromage – celui de votre choix. Je vous recommande le fromage blanc. Évitez le bleu et les fromages vieux.

Œufs – utilisez des herbes fraîches à la place du sel.

Poulet ou dinde – sans la peau. Si vous les achetez sous vide, veillez à ce qu'ils ne contiennent pas de sucre.

Saumon fumé – ajoutez un peu de citron.

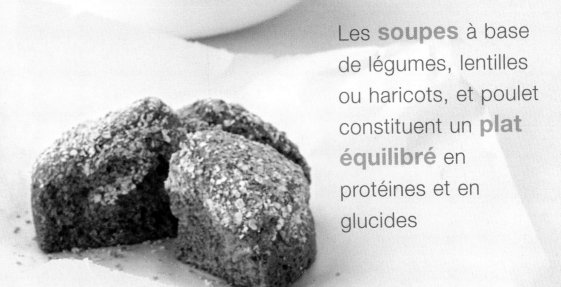

Les **soupes** à base de légumes, lentilles ou haricots, et poulet constituent un **plat équilibré** en protéines et en glucides

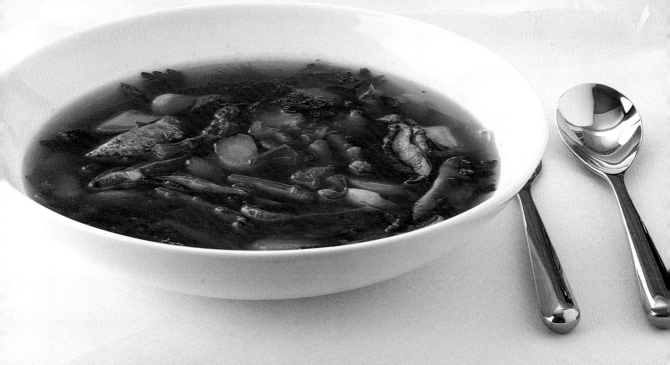

Si vous **dînez tard,** moins de deux heures avant d'aller vous coucher, ne mangez pas de **féculents** et **augmentez** la portion de **légumes**

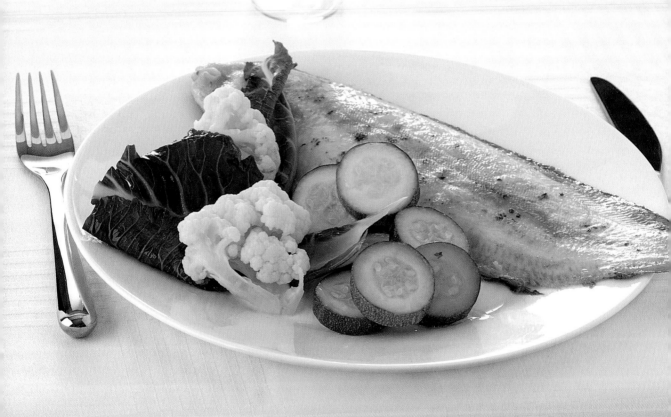

Dîner

Dans nos sociétés modernes, le dîner est devenu le repas le plus important de la journée. C'est le seul que nous prenons sans être pressé et généralement en famille ou entre amis. Le dîner représente bien plus qu'un simple apport de nourriture destiné à maintenir son niveau d'énergie.

Le petit déjeuner et le déjeuner sont des repas fonctionnels alors que le dîner est presque un événement social dans la mesure où l'on mange en compagnie. Et c'est là que votre détermination risque de chanceler voire de s'écrouler !

Si vous avez pris le goûter à 16 h, vous devriez dîner vers 19 h ou 19 h 30, pas plus tard. Si ce n'est pas possible, mangez un en-cas à cette heure-ci : quelques fruits à écale et une pomme ou encore une carotte crue avec du hommos suffiront.

Les personnes ayant déjà suivi un régime connaissent la théorie selon laquelle on devrait supprimer les glucides, en particulier ceux qui sont présents dans les féculents, le soir. Dans le régime décrit dans ce livre, vous pouvez en manger à condition de dîner relativement tôt. Par contre, si vous dînez tard, deux heures avant d'aller vous coucher par exemple, ne mangez pas de féculents et augmentez la part de légumes. Votre repas sera donc composé de protéines et de légumes verts.

Si vous mangez en famille ou avec des amis et que vous ne pouvez pas respecter complètement votre régime, évitez tout de même les féculents contenant de mauvaises graisses. Par exemple, si le repas consiste en un steak frites et une salade composée, délaissez les frites et prenez une grosse portion de salade. Votre repas sera ainsi plus sain, même si le steak contient des graisses saturées.

Pensez au lendemain

En préparant votre dîner, cuisez un blanc de poulet ou un filet de poisson en plus. Cela ne vous prendra pas plus de temps et vous permettra d'en gagner dans la préparation de votre déjeuner ou de votre en-cas du lendemain.

LA BONNE ÉQUATION POUR LE DÎNER

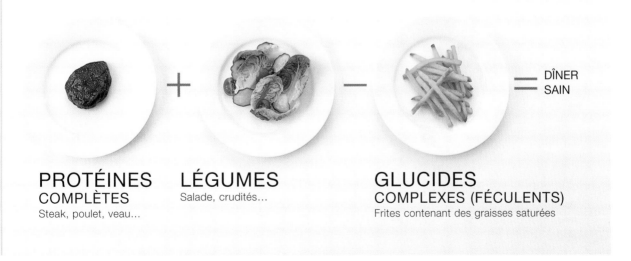

PROTÉINES COMPLÈTES
Steak, poulet, veau…

LÉGUMES
Salade, crudités…

GLUCIDES COMPLEXES (FÉCULENTS)
Frites contenant des graisses saturées

= DÎNER SAIN

Idées de dîner

Si vous avez le temps de cuisiner et que cela vous plaît, soyez aussi inventif que possible. Si vous êtes pressé ou trop fatigué, ouvrez deux boîtes de conserve ou décongelez la soupe que vous avez préparée à l'avance.

Tout comme le petit déjeuner et le déjeuner, le dîner doit comprendre des protéines et des glucides complexes. Si vous mangez tard, rappelez-vous de ne pas consommer de féculents, vous n'utiliseriez pas l'énergie qu'ils vous apportent.

En premier lieu, choisissez les aliments protéiniques. Reportez-vous à « Choix idéal » dans le tableau pp. 50-51 : vous pouvez prendre des œufs, de la volaille, du poisson, etc.

Viennent ensuite les légumes. L'on a tendance à manger toujours la même chose, aussi essayez de varier (voir pp. 52-53).

Pour relever la saveur des aliments, remplacez le sel par des herbes, des épices et des plantes aromatiques (voir encadré en bas de page). Ce sera bien meilleur !

Suggestions

Poulet à la thaïlandaise
Inspirez-vous de la recette p. 126 en remplaçant le poisson par du blanc de poulet. Ajoutez un peu de coriandre fraîche avant de servir. Accompagnez de légumes légèrement cuits à la vapeur.

Légumes au gingembre
Dans un plat peu profond, disposez de la courge ou du potiron, des tomates, des courgettes, du fenouil et des oignons, coupés en gros morceaux. Ajoutez de l'huile d'olive et 1 cuillère à café de gingembre râpé. Faites cuire à four moyen 45 mn. Parsemez de feta, de fromage de chèvre émietté ou de tranches de mozzarella avant de servir.

Soupe de légumes
Agrémentez la recette de la soupe à la tomate et au romarin (p. 23) avec du poulet ou du poisson cru, ou encore des haricots blancs, ou cornilles, en boîte au moment de verser le bouillon. Préparez-en en grande quantité et congelez-la.

Sole grillée
Servez avec des haricots verts et du chou-fleur à la vapeur nappé de sauce hollandaise (jaunes d'œufs, eau, citron, beurre).

Truite au four
Placez le poisson nettoyé dans un plat, ajoutez du poivre noir fraîchement moulu, une noix de beurre et des amandes brisées. Faites cuire 15 mn à four moyen, jusqu'à ce que la chair soit tendre. Servez avec du fenouil et des champignons revenus dans un peu de vin blanc avec des oignons.

Poulet aux épices
Mélangez de la coriandre en poudre, des graines de cumin, de l'ail écrasé et de l'eau (1 cuil. à café de chaque). Farcissez-en le poulet. Versez un peu d'huile d'olive dessus et saupoudrez-le de poivre noir fraîchement moulu. Faites cuire 1 heure à four moyen. Servez avec des légumes grillés. Mettez un morceau de côté pour le manger froid le lendemain.

Soupe de poisson
Reportez-vous à la recette p. 124. Accompagnez de légumes à la vapeur.

Maquereau à la moutarde
Badigeonnez le poisson de moutarde en grains (sans sucre) mélangée à

ÉPICES, HERBES ET PLANTES AROMATIQUES

Un aliment peut avoir une saveur très différente selon son assaisonnement. Essayez toutes les épices, herbes et plantes aromatiques possibles, elles réveillent un plat. Ne forcez pas sur les condiments fermentés tels que le vinaigre et la sauce de soja (souvent sucrée). Remplacez-les par un peu de sauce teriyaki.

Européennes – menthe, marjolaine, anis, carvi, romarin, thym, basilic, sauge, laurier, oseille, persil, ail.

Moyen- et extrême-orientales – cumin, piment, coriandre, muscade, citron, poivre, gingembre, basilic thaïlandais, lemon-grass.

Indiennes – curry, cinq-épices, garam masala, cardamome, cannelle.

du jus de citron. Enfournez environ 10 mn à température moyenne. Servez avec une salade et des tomates (voir p. 119).

Plats rapides

Tofu sauté

Ajoutez du gingembre frais râpé, du piment et des poivrons jaunes et rouges.

Légumes et poulet (ou crevettes) sautés

Faites sauter le poulet ou les crevettes puis ajoutez des carottes, des courgettes et des asperges coupées en morceaux, du mini-maïs et des aromates.

Asperges rôties

Placez les asperges dans un plat à four, nappez-les d'huile d'olive et assaisonnez-les de poivre noir fraîchement moulu. Faites cuire 10 à 15 mn. Émiettez de la feta avant de servir.

Pois chiches et tomates en sauce

Faites chauffer une boîte de pois chiches et une boîte de tomates à feu doux. Ajoutez ensuite du basilic et du persil (frais ou séché). Parsemez de graines de potiron et servez avec divers types de légumes grillés.

Salade aux œufs

Ajoutez deux œufs durs coupés en quatre à une grosse salade verte avec des tomates cerises.

Salade grecque

Grosse salade verte avec des tomates, de la feta et des olives noires.

Calmar sauté

Pour le nettoyage du calmar, voir la recette p. 120. Faites sauter rapidement les morceaux de calmars dans de l'huile de tournesol. Ajoutez des oignons de printemps et du pak-choï. Arrosez de jus de citron juste avant de servir.

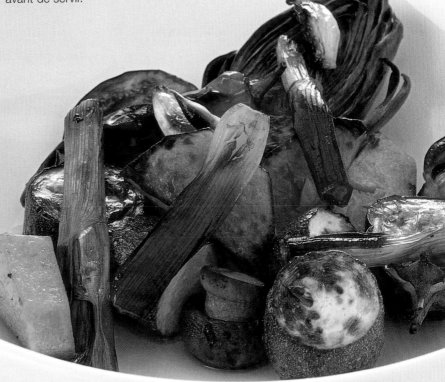

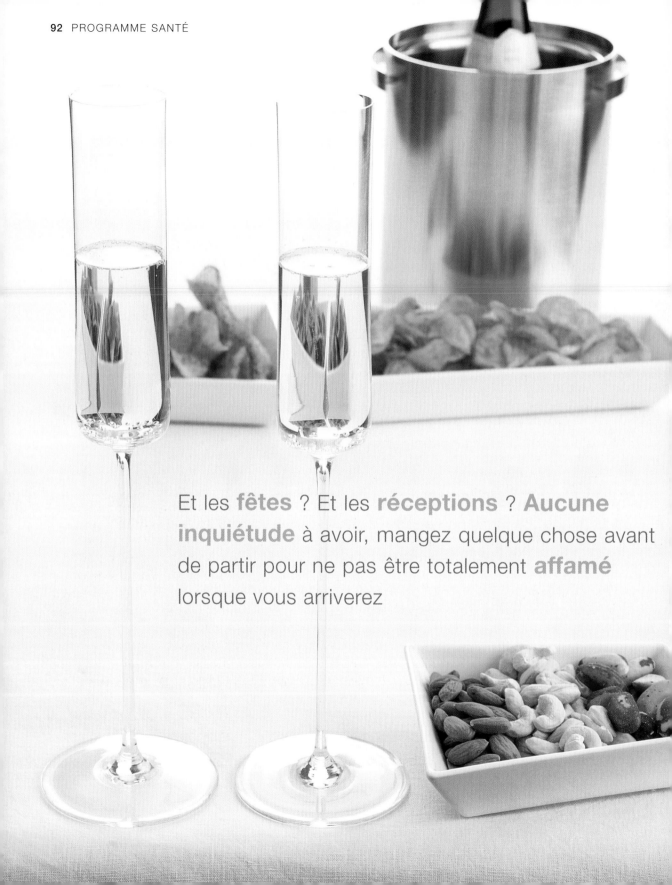

Et les **fêtes** ? Et les **réceptions** ? **Aucune inquiétude** à avoir, mangez quelque chose avant de partir pour ne pas être totalement **affamé** lorsque vous arriverez

Situations spéciales

On ne peut pas toujours tout prévoir. Même si vous savez de quoi sera faite votre journée, il vous arrivera de devoir adapter ce régime à certaines situations. Dans cette section, vous trouverez des conseils pour vous alimenter au mieux.

Manger dehors

Dans la mesure où vous connaissez le principe de l'association des glucides et des protéines (voir pp. 46-49), manger dehors ne devrait pas vous poser trop de problèmes.

Les plats à éviter, car ils ne contiennent presque que des glucides, sont la pizza, les pâtes, le risotto, le riz et les nouilles. Par exemple, au restaurant chinois, il vous suffit de prendre des légumes, du poisson et un peu de riz cuit à la vapeur plutôt que des nouilles et du riz sautés. Ce repas vous garantit une bonne répartition des protéines et des glucides complexes.

Avant de sortir, mangez un en-cas, ne serait-ce qu'un demi-œuf dur, pour garder votre glycémie suffisamment élevée afin de ne pas être affamé en arrivant. Cela risquerait de vous conduire à faire de mauvais choix. Soyez vigilant car les cuisiniers des restaurants utilisent plus de matières grasses que vous n'en mettriez pour préparer les mêmes plats.

Prendre un verre

En allant prendre un verre à la sortie du travail, vous risquez un apport en alcool trop important. Plus tard dans la soirée, il y a des chances pour que vous achetiez un plat à emporter riche en glucides et en lipides. Vous pouvez le faire de temps en temps, mais si cela devient une habitude, ne vous étonnez pas de prendre des kilos.

Là aussi, le meilleur moyen de minimiser « les dégâts » est de manger un en-cas avant de sortir. Regardez les suggestions pp. 82-83, cela vous donnera des idées. Si vous n'avez pas le temps, grignotez quelques fruits à écale (sans sel) en buvant votre verre et évitez les autres amuse-gueule.

Les fêtes

Les gâteaux apéritifs et les chips contiennent des glucides raffinés. Ils ne vous rassasieront pas et vous aurez envie d'en reprendre. Cela étant, lorsque l'on va à une fête, c'est pour s'amuser ! Ne vous faites donc pas trop de souci, car c'est occasionnel. Par exemple, mangez un morceau de pain de seigle et du fromage avant de partir, cela vous coupera la faim. Ce genre d'en-cas a l'intérêt de freiner le processus d'absorption d'alcool dans l'organisme. Car une fois que vous aurez bu quelques verres, vous soucierez-vous encore beaucoup de votre régime ?

En déplacement

Si vous êtes en déplacement, prenez un petit déjeuner substantiel et emportez des fruits à écale non salés, ou des graines, que vous mangerez en guise d'en-cas dans la matinée. À midi, si vous ne pouvez éviter le sandwich, délaissez la moitié du pain ou faites ajouter de la garniture pour respecter les proportions de glucides (le pain) et de protéines (la garniture : viande ou poisson).

Je sais que ce n'est pas toujours faisable. Aussi, la meilleure solution serait d'emporter quelque chose que vous avez préparé. Le succès de votre régime en dépend en grande partie. Vous éviterez ainsi de vous trouver dans des situations où vous n'aurez que le choix de mal manger. Si cela arrive – et cela arrivera ! –, « rattrapez le coup » au prochain repas.

En voyage

Que vous soyez dans le train pour un court trajet ou en avion pour un long vol, la nourriture qu'on vous propose a toutes les chances de ne pas être en adéquation avec votre régime. Aussi, encore une fois, planifiez la chose. Si votre voyage en train est court, mangez avant de partir. S'il est long, emportez des provisions. Un pot de hommos et des crudités feront un en-cas parfait, tandis qu'un sandwich au pain de seigle, ou complet, généreusement garni de thon ou d'œuf constituera un excellent repas glucido-protéinique. Un voyage en avion est plus problématique. C'est l'une des situations dans lesquelles vous devez accepter que vous ne pourrez pas respecter votre régime. Si le trajet est court, vous trouverez sûrement quelque chose de sain à acheter à l'aéroport avant d'embarquer. S'il s'agit d'un long vol, croisez les doigts pour que le plat de résistance contienne un aliment protéique maigre. Sinon, ne vous inquiétez pas. Mangez ce que l'on vous sert, vous penserez à votre régime une fois que vous aurez atterri ! Vous pouvez toujours emmener quelques pommes et un paquet de fruits à écale – noix de cajou ou amandes – pour consommer au moins un en-cas riche en protéines et en glucides.

En vacances

Beaucoup d'entre nous essaient de perdre du poids avant les vacances d'été, pour tout reprendre une fois là-bas ! Je suis sûr que vous avez déjà entendu cette phrase, « Allez, fais-toi plaisir, tu es en vacances ! »… et l'autre de se gaver sans retenue ! Dans la mesure où le régime décrit dans ce livre est un mode de vie, cela ne devrait pas vous arriver. Nombreux sont mes clients qui choisissent de suivre le régime 7 jours (voir pp. 14-37) avant les vacances pour être au mieux de leur forme et mangent raisonnablement quand ils y sont.

Si vous êtes à l'hôtel et que le petit déjeuner est inclus dans le prix de votre chambre, vous devrez le compléter pour vous assurer un apport en protéines suffisant. En général, ce type de petit déjeuner consiste seulement en aliments glucidiques raffinés. Si vous passez ensuite la journée sur la plage à « lézarder », vous ne brûlerez pas le glucose en surplus qu'ils ont généré dans votre organisme. À la place, demandez des œufs, ou du fromage, et du pain. Cela vous aidera à garder le « cap régime » pendant vos vacances et à ne pas prendre de kilos.

Au déjeuner, limitez l'alcool et faites en sorte de manger du poisson, de la viande ou de la volaille. Faites la même chose au dîner.

Il y a gros à parier que vous mangerez plus tard que chez vous, aussi ayez des fruits sous la main, de préférence des fruits durs comme les pommes, pour maintenir votre taux de glucose constant et ne pas vous ruer sur le dîner. Grignotez aussi quelques fruits à écale non salés, mais pas le paquet entier !

En vue des longs voyages en voiture, n'oubliez pas d'emporter aussi quelques en-cas sains pour les enfants et vous-même. Des crudités, du raisin, des tomates cerises et quelques morceaux de fromage les aideront – ainsi que vous-même – à résister à l'attrait du fast-food qui contient de mauvaises graisses et du sucre en grande quantité.

Manger avec des enfants

Nombre de mes clients disent prendre du poids parce qu'ils finissent les assiettes de leurs enfants ou mangent avec eux au fast-food. Il est aussi courant d'oublier de se nourrir pour s'occuper d'eux et de ressentir la faim lorsqu'on les voit commencer à manger.

Dans ce genre de situation, il suffit encore une fois de prendre ses précautions. Si vous allez chercher les enfants à l'école, mangez un en-cas avant, ne serait-ce qu'une ou deux bouchées ou un morceau de quelque chose qui vous reste du déjeuner. Cela vous aidera à éviter de craquer devant les pains au chocolat que vous leur achèterez. Si vous souhaitez manger avec eux dehors, prenez des plats sains qui conviennent à tous. À la place d'un hamburger frites, choisissez plutôt du thon ou du poulet (protéines) accompagné de quelques légumes.

Les repas en famille

Demandez-vous si les plats que toute la famille aime – ceux que vous mitonnez avec soin ou que vous achetez régulièrement – respectent les principes du programme santé. Si ce n'est pas le cas, pourrez-vous vous priver des bons repas qui font le régal de tous ?

Cuisiner autre chose à part, uniquement pour vous, risque de devenir fastidieux. Mieux vaut écarter certains aliments ou en réduire la quantité. Par exemple, si vous avez fait des pâtes à la sauce tomate et des légumes, ne prenez qu'une cuillère de pâtes et augmentez votre portion de légumes. Si vous faites un poulet rôti accompagné de pommes de terre rissolées et de haricots verts, évitez la sauce et les féculents, mangez votre poulet (sans la peau) et les haricots. Vous devrez certes faire des sacrifices, aussi faites en sorte que vos repas ne vous laissent pas avec la faim au ventre et ne soient pas déprimants.

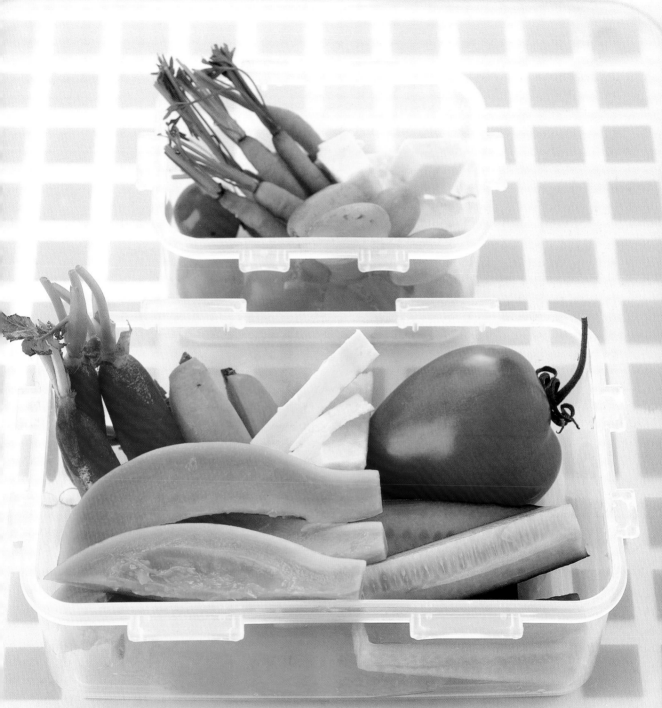

En voiture, emportez des en-cas sains pour les enfants
et vous-même afin de résister à « l'appel » du fast-food

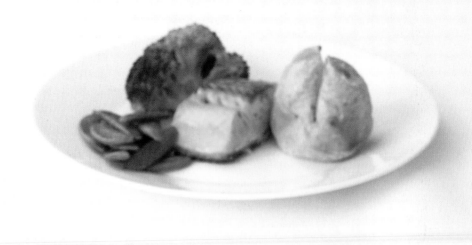

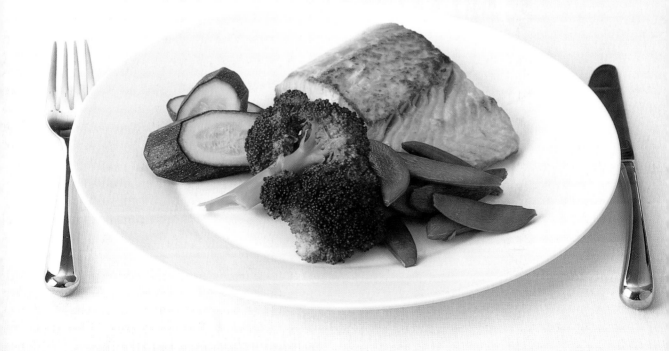

Test nutrition

Vous avez lu le chapitre sur le programme santé et vous savez pourquoi il est fondamental d'associer les protéines et les glucides complexes selon les bonnes proportions. Vous êtes parfaitement au courant des bienfaits de cette combinaison équilibrée et connaissez le rôle qu'elle joue dans votre perte de poids. Le grand défi qui se présente maintenant à vous est de mettre tout cela en pratique.

Testez vos connaissances

À vous ! Le moment est arrivé d'appliquer ce régime. Au quotidien, vous devrez inévitablement prendre des décisions rapides concernant votre alimentation. Si certains principes ne vous semblent pas encore familiers, rejetez-y un coup d'œil. Ce programme n'est pas compliqué, mais il faut l'avoir bien en tête pour mettre toutes les chances de son côté. Maintenant, testez vos connaissances sur les dix principes en répondant aux questions pages suivantes.

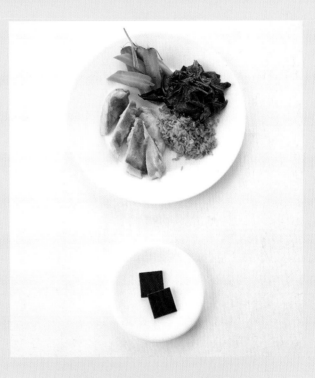

Vous souvenez-vous de la règle des 80 %-20 % (voir pp.68-69) ?

Mettez en pratique vos connaissances

Fort de ce que vous avez lu dans le chapitre sur le programme santé, imaginez-vous en situation et choisissez ce qu'il est préférable de manger.

**1 Au bar,
quelle boisson
prendriez-vous ?**

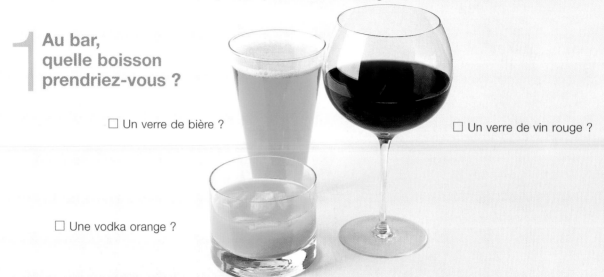

☐ Un verre de bière ?

☐ Un verre de vin rouge ?

☐ Une vodka orange ?

**2 Quel petit déjeuner
préconiserait
ce régime ?**

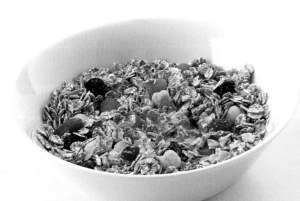

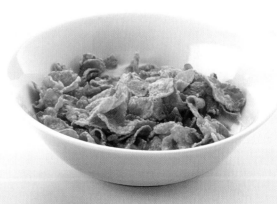

☐ Des céréales en sachet
avec du sucre ?

☐ Du muesli sans sucre avec
des fruits à écale et un peu
de fruits secs ?

3 Lors d'une réception, quels amuse-gueule choisiriez-vous ?

☐ Des saucisses cocktail ?

☐ Des chips ?

☐ Des fruits à écale ?

☐ Des bouchées au bleu et à la tomate ?

4 Au restaurant, pour lequel de ces menus opteriez-vous ?

☐ Une soupe de légumes aux pâtes, un risotto aux champignons et une meringue aux fruits de la Passion ?

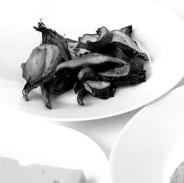

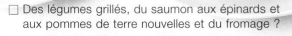

☐ Des légumes grillés, du saumon aux épinards et aux pommes de terre nouvelles et du fromage ?

5 **Après un effort physique, quel en-cas choisiriez-vous ?**

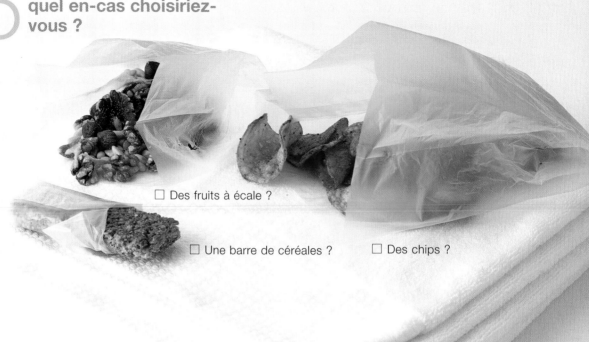

☐ Des fruits à écale ?

☐ Une barre de céréales ?   ☐ Des chips ?

6 **Dans une croissanterie, que prendriez-vous ?**

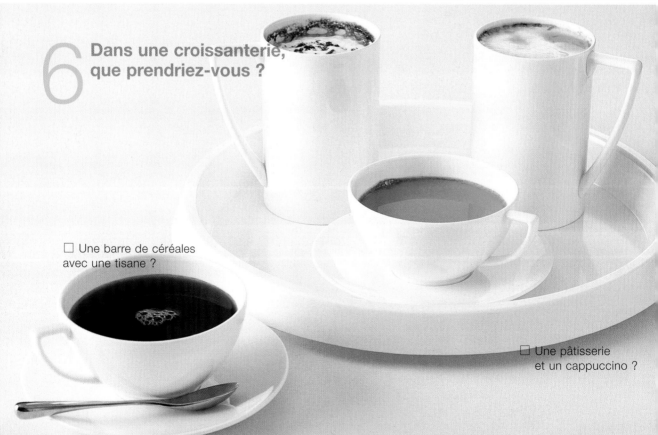

☐ Une barre de céréales avec une tisane ?

☐ Une pâtisserie et un cappuccino ?

7 Lors d'une halte sur la route, pour quel plat opteriez-vous ?

☐ Une salade de pâtes ?

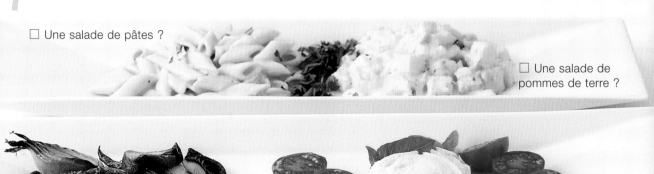

☐ Une salade de pommes de terre ?

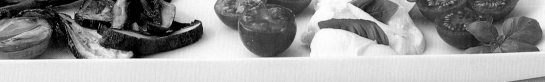

☐ Des légumes grillés ?   ☐ Des tomates avec de la mozzarella ?

8 Au dîner, que prendriez-vous ?

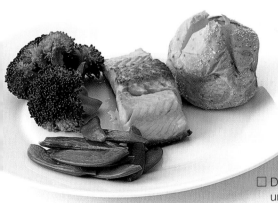

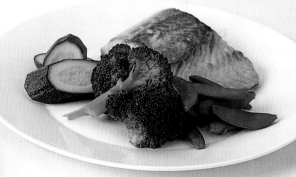

☐ Une grosse part de saumon et deux portions conséquentes de légumes verts ?

☐ Du saumon poché, une petite pomme de terre au four et une portion de légumes verts ?

Quel est le meilleur choix ?

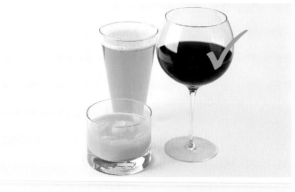

1

Le verre de vin rouge
Si une boisson non alcoolisée aurait été l'idéal, le meilleur choix est ici le vin rouge, à condition de manger quelque chose avec. Le verre de vodka contient du jus d'orange – un glucide simple – tandis que la bière renferme une grande quantité de levures et de sucre, qui favorisent les ballonnements.

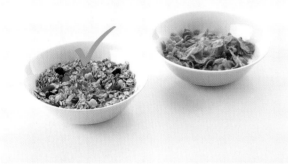

2

Le muesli
Il contient des céréales complètes et des fruits à écale qui, tous deux, se transforment assez lentement en glucose.

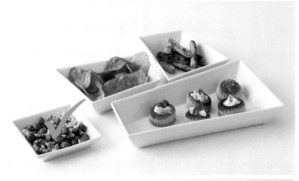

3

Les fruits à écale
Même s'ils sont riches en matières grasses, ce ne sont pas des graisses saturées. Si les bouchées avaient été farcies de poulet – à la place du fromage – et de tomates, elles auraient constitué le meilleur choix.

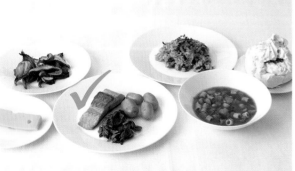

4

Les légumes grillés, le saumon et le fromage
Les premiers contiennent des fibres. Le plat de saumon, pomme de terre et épinards est presque idéal. Contrairement au risotto aux champignons, il apporte la bonne quantité de protéines et de glucides complexes. Quand vous prenez du fromage, choisissez toujours un petit morceau.

5 La barre de céréales

Elle fournit du glucose, pour remplacer celui qui a été brûlé pendant l'effort. Veillez à ce qu'elle contienne des fruits à écale et peu de sucre ou de miel.

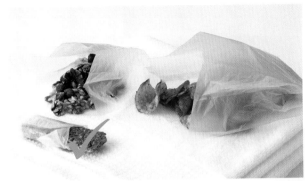

6 La barre de céréales et la tisane

La pâtisserie est un aliment très raffiné et trop sucré. En prenant la tisane, vous évitez la caféine. Associée à la barre de céréales, elle vous permet de tenir quelques heures sans avoir faim.

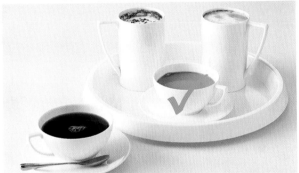

7 Les tomates et la mozzarella

La mozzarella renferme des protéines alors que les autres plats sont uniquement composés de féculents. L'association fromage-tomates-huile d'olive apporte des protéines et des lipides dans de bonnes proportions.

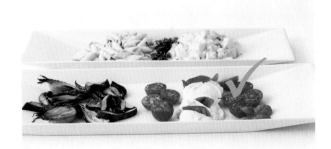

8 Les deux

Ces plats constituent tous deux de bons choix car ils sont équilibrés. Celui de droite est préférable si vous mangez tard le soir car il ne contient pas de féculents.

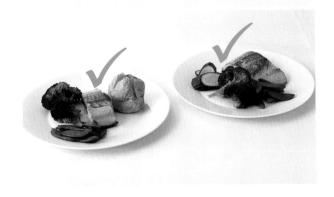

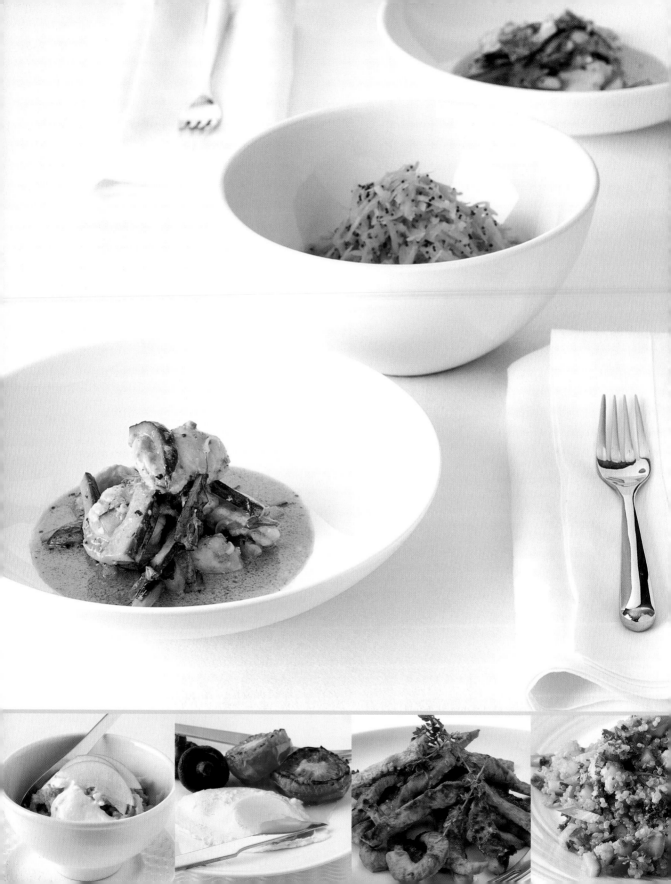

Recettes

Certaines des recettes présentées dans ce chapitre sont extrêmement simples et ne demandent que quelques minutes. D'autres requièrent un peu plus de temps de préparation et de cuisson. Que vous soyez ou non un cordon-bleu, j'espère que cette approche vous conviendra et qu'elle vous donnera l'occasion de découvrir de nouveaux plats. N'oubliez pas que des ingrédients sains et frais sont essentiels à la réussite de ce régime. Si vous détestez cuisiner, commencez par les recettes les plus simples.

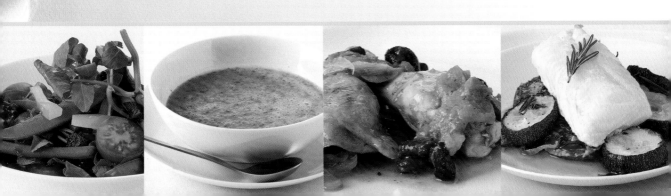

Bouillie d'avoine à la pomme

Ayez toujours de l'avoine dans votre placard. Elle sert à préparer de délicieux et nourrissants petits déjeuners. Pour deux personnes.

4 cuil. à soupe d'avoine

120 ml (4½ fl oz) d'eau

1 pomme

2 cuil. à soupe de yaourt nature fermenté

Mettre l'avoine dans une petite casserole et verser l'eau. Laisser tremper pendant que vous râpez la pomme. Garder quelques tranches fines pour décorer. Ajouter la pomme râpée à l'avoine et faire cuire à feu doux jusqu'à ce que la bouillie frémisse.

Laisser encore quelques minutes sur le feu. Verser dans deux bols et ajouter une cuil. à soupe de yaourt et quelques tranches de pomme.

Yaourt à la poire

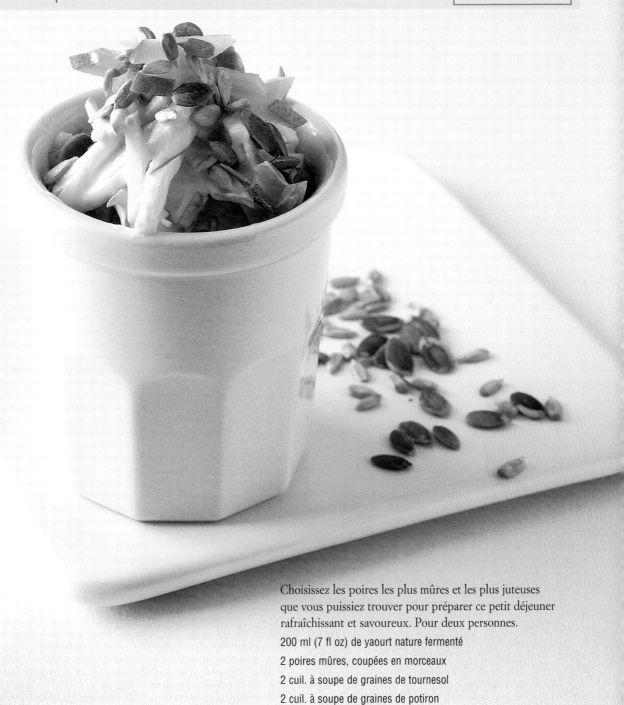

Choisissez les poires les plus mûres et les plus juteuses que vous puissiez trouver pour préparer ce petit déjeuner rafraîchissant et savoureux. Pour deux personnes.

200 ml (7 fl oz) de yaourt nature fermenté

2 poires mûres, coupées en morceaux

2 cuil. à soupe de graines de tournesol

2 cuil. à soupe de graines de potiron

Mélanger le yaourt et les poires. Présenter dans deux ramequins et parsemer de graines avant de servir.

Muesli riche en fruits à écale

Ce muesli riche en fruits à écale permet de maintenir constant votre niveau d'énergie. Afin de gagner du temps le matin, vous pouvez en préparer pour 4 semaines, il se conserve parfaitement dans un récipient hermétiquement fermé. Pour deux personnes.

Choisir quatre céréales et mettre 1 cuil. à soupe de chaque :

Orge, riz*, seigle, quinoa*, avoine, sarrasin*, millet*

1 cuil. à soupe rase de fruits à écale mélangés :

noisettes, noix de cajou, noix du Brésil, amandes ou noix

6 cuil. à café de fruits secs :

raisin, pomme, etc. (éviter les fruits secs très sucrés tels que la mangue, la papaye ou l'ananas)

2 grosses cuil. à café de graines :

potiron, lin, sésame, tournesol

2 cuil. de yaourt nature fermenté

120 ml (4½ fl oz) de lait (vache, chèvre, brebis, riz ou soja, veillez à ce que ces deux derniers ne soient pas sucrés)

Mélanger tous les ingrédients et servir dans deux bols avant d'y ajouter une cuillère à soupe de yaourt et le lait de votre choix.

*sans gluten.

Le petit déjeuner est le repas le plus **important** de la journée car il vous donne un **maximum d'énergie**

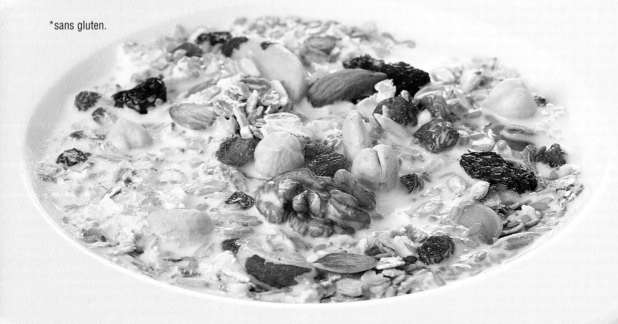

Fruits rouges au yaourt

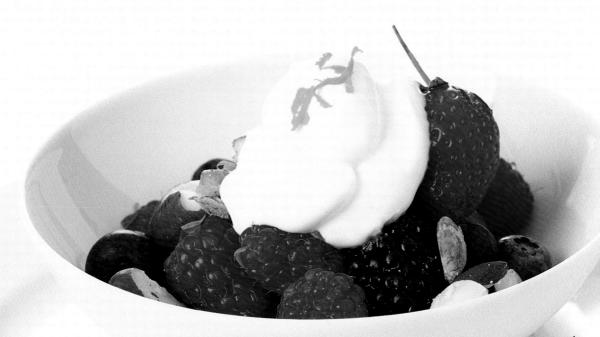

Faites le plein d'énergie pour la journée et accordez-vous un moment de plaisir en mangeant un bon bol de fruits rouges bien mûrs garnis de yaourt frais. Pour deux personnes.

Jus et zeste d'1 orange

50 g (2 oz) de quatre fruits au choix :

mûres, cassis, myrtilles, raisins (coupés en deux et épépinés), framboises, fraises

6 fruits de deux types différents au choix :

amandes, noix du Brésil (en morceaux), noisettes, pistaches

2 cuil. à soupe de yaourt nature fermenté

Mélanger le jus et le zeste d'orange dans un saladier, ajouter les fruits rouges et à écale. Bien remuer et faire deux portions. Recouvrir d'une cuillère à soupe de yaourt et servir avec une tranche de pain grillé complet.

Vous pouvez préparer un petit déjeuner semblable avec des fruits exotiques en remplaçant le jus et le zeste d'orange par le jus et le zeste d'un citron vert mélangé à un peu de gingembre râpé et mettre des fruits tropicaux tels que de la papaye, de l'ananas et de la mangue à la place des fruits rouges.

Un petit déjeuner
sain vous
rassasiera pour
longtemps

Saumon aux herbes aromatiques

Cuit en papillote, le poisson reste moelleux et conserve tout son parfum. Si vous n'en mangez que la moitié, gardez l'autre pour la manger froide le lendemain. Pour deux personnes.

200 g (8 oz) de saumon (2 filets)

Jus de ½ citron

2 oignons de printemps, finement coupés

2 cuil. à soupe d'aneth, de fenouil et de persil, finement hachés

Préchauffer le four à 180° C / 350° F (th. 4 pour un four à gaz)

Badigeonner le centre de deux grandes feuilles d'aluminium avec un peu d'huile d'olive. Placer les deux filets de saumon au milieu des feuilles, sur le côté peau. Assaisonner de poivre, arroser de jus de citron et parsemer d'oignons et d'aromates.

Bien fermer les feuilles d'aluminium en les prenant par les coins puis placer le poisson sur la lèchefrite du four. Laisser cuire environ 15 mn.

Sortir le poisson lorsqu'il est cuit, mais encore rose à l'intérieur.

IDÉES DE GARNITURE

Au déjeuner Accompagner d'une cuil. de riz complet et d'une salade verte comprenant quelques légumes crus. Assaisonner à votre goût.

Au dîner Préparer un peu plus de poisson et servir avec une grosse portion de légumes. Ne mangez pas de riz complet après 19 h.

Dinde à la diable

Ce plat aura un arôme plus intense si vous laissez mariner la viande pendant 2 h dans le réfrigérateur. Une fois cuit, il se conserve 24 h au réfrigérateur. Ne le faites pas recuire. Pour deux personnes.

200 g (7 oz) d'escalope de dinde

1 cuil. à soupe de moutarde

1 cuil. à soupe de sauce Worcestershire

Tabasco, quelques gouttes ou plus si vous aimez la cuisine épicée

Couper la dinde en larges bandes. Mélanger les autres ingrédients dans un plat peu profond. Mettre la viande et la laisser mariner au moins 15 mn, plus de préférence.

Retirer la dinde de la marinade. Mettre sous le gril préchauffé à température moyenne pendant environ 15 mn, en la tournant de temps en temps.

IDÉES DE GARNITURE

Au déjeuner À manger froide ou chaude avec la moitié d'une petite pomme de terre au four (avec la peau) et une salade aux feuilles variées.

Au dîner Préparer un peu plus de dinde et servir avec trois types de légumes cuits à la vapeur. Ne pas manger de pomme de terre le soir tard.

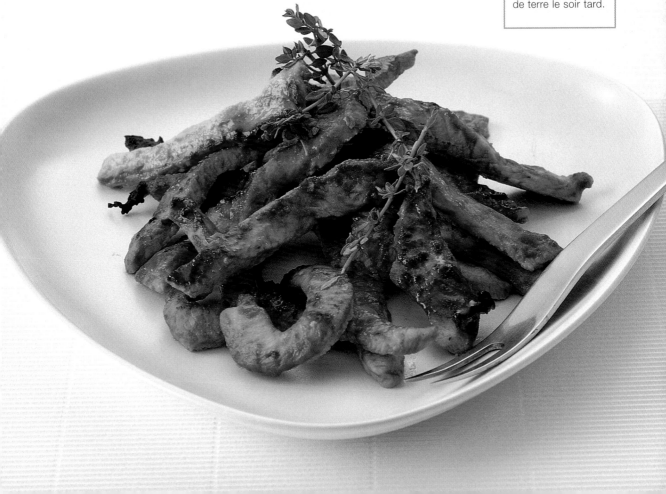

Légumes sautés à l'asiatique

Cette méthode de cuisson est saine car vous n'utilisez qu'un tout petit peu d'huile. Si vous avez du mal à trouver les ingrédients asiatiques, remplacez-les par d'autres légumes verts et augmentez la quantité de champignons de Paris. Pour deux personnes.

IDÉES DE GARNITURE

Au déjeuner Servir avec un peu de nouilles de riz et des germes de soja cuits à la vapeur.

Au dîner Si vous dînez après 19 h, ajoutez des légumes verts au plat et ne mangez pas de nouilles.

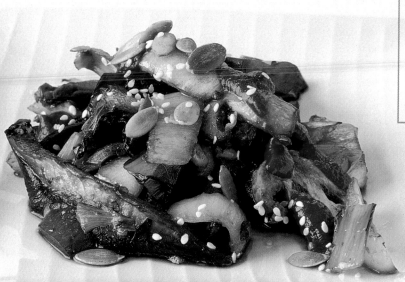

1 cuil. à soupe de sauce de soja

1 cuil. à café de sauce de poisson thaïlandaise

1 cuil. à café de cinq-épices en poudre

1 cuil. à café de concentré de tomate

250 g (9 oz) de pak-choï, tiges et feuilles coupées en longueur

50 g (2 oz) de champignons bruns de Paris, tranchés

50 g (2 oz) de champignons exotiques de divers types

1 cuil. à soupe de graines de potiron

1 cuil. à soupe de graines de sésame

Mélanger la sauce de soja, la sauce de poisson, les cinq-épices, le concentré de tomate et réserver.

Faire chauffer le wok à feu doux et faire revenir l'ail dans une cuil. à soupe d'huile d'olive. Augmenter la flamme et ajouter le pak-choï. Faire sauter 1 mn, le temps que les feuilles se flétrissent.

Mettre les champignons et remuer jusqu'à ce qu'ils soient bien enrobés d'huile et deviennent tendres. Ajouter la sauce et les graines. Bien remuer, servir immédiatement.

• Pour ajouter des protéines à ce plat, couper 100 g (4 oz) de poulet, dinde ou poisson en lanières et les faire sauter quelques minutes avant de mettre le pak-choï.

• Pour un plat végétarien, couper 100 g (4 oz) de tofu en dés et ajouter au même moment que les champignons.

Taboulé

Cette recette nécessite 1 h de repos, pensez à la préparer à l'avance. Le taboulé se conserve 3 jours au réfrigérateur. Pour deux personnes.

110 g (4 oz) de boulgour ou de couscous

600 ml (1 pint) d'eau

½ concombre (petit), taillé en dés

2 tomates moyennes, évidées et coupées en dés

Jus de 1 citron (env. 3 cuil. à soupe)

2 petites bottes, l'une de menthe l'autre de persil (finement hachées)

1 cuil. à soupe d'huile d'olive

Poivre noir

Laisser tremper le boulgour ou le couscous 30 mn, égoutter et presser pour bien retirer l'eau. Ajouter le concombre, les tomates et le jus de citron. Assaisonner de poivre.

Laisser reposer pendant 30 mn. Ajouter les herbes et l'huile d'olive. Bien mélanger avant de servir.

IDÉES DE GARNITURE

Au déjeuner
Accompagner l'aliment protéique de votre choix d'une cuil. à soupe de taboulé et d'une salade.

Au dîner La même chose qu'à midi si vous mangez avant 19 h. Ne mangez pas de taboulé tard le soir.

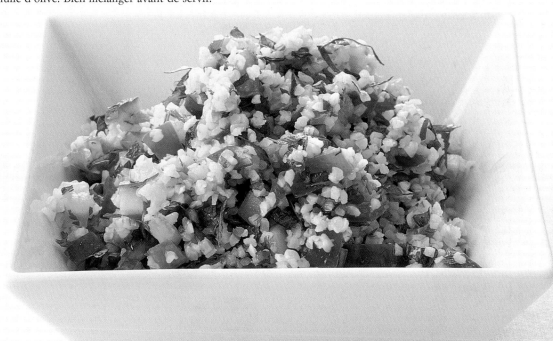

Poulet au tamarin

Le tamarin, fruit du tamarinier – un arbre tropical à feuilles persistantes –, est une gousse renfermant une pulpe acide avec une pointe de saveur sucrée. Le poulet doit mariner 2 h. S'il vous en reste, conservez-le au réfrigérateur pour le lendemain. Pour deux personnes.

2 cuil. à soupe de pâte de tamarin

1 grosse gousse d'ail, écrasée

1 cuil. à café de jus de citron

200 g (7 oz) de blanc de poulet

1 cuil. à soupe de persil frais haché

IDÉES DE GARNITURE

Au déjeuner

Manger chaud ou froid avec quelques pommes de terre nouvelles et des légumes à la vapeur assaisonnés d'un peu d'huile de noix.

Au dîner

Augmenter la portion de poulet et servir avec une salade ou des légumes. Abstenez-vous de manger des pommes de terre après 19 h.

Mélanger la pâte de tamarin, l'ail et le citron dans un plat peu profond. Bien enrober le poulet de cette préparation et laisser mariner au moins 15 mn, de préférence 1 ou 2 h.

Retirer le poulet de la marinade. Le mettre sous le gril à température moyenne pendant environ 15 mn, en le tournant de temps en temps. Une fois cuite, couper la viande en fines lanières, parsemer de persil et servir chaud ou froid.

Filets de poisson au citron vert

Ce plat donne le meilleur de son arôme avec du poisson très frais. Achetez la farine de pois chiche en petit paquet et utilisez-la rapidement car elle ne se conserve pas longtemps. Pour deux personnes.

IDÉES DE GARNITURE

Au déjeuner Servir avec des légumes et une cuil. à soupe de purée.

Au dîner Augmenter légèrement les portions et servir avec plusieurs types de légumes. Ne mangez pas de purée si vous dînez tard.

200 g (7 oz) de filets de poisson maigre

Jus de ½ citron vert

1 grosse gousse d'ail, coupée en deux

50 g (2 oz) de farine de pois chiches

1 cuil. à soupe de persil frais haché

½ citron vert, taillé en quartiers

Poivre noir fraîchement moulu

Couper les filets de poisson en larges bandes. Placer dans un plat peu profond. Arroser de jus de citron vert et assaisonner de poivre.

Faire chauffer 3 cuil. à soupe d'huile végétale dans une poêle à feu doux. Faire revenir l'ail env. 5 mn, puis le retirer.

Dans un autre plat, étaler la farine en une fine couche, en enrober le poisson avant de le placer dans la poêle. Laisser cuire 1 mn sur chaque côté, jusqu'à ce qu'il dore. Prendre le poisson à l'aide d'une cuillère à égoutter et le déposer sur de l'essuie-tout. Après quelques secondes, le disposer dans deux assiettes. Parsemer de persil et ajouter les quartiers de citron vert avant de servir.

Salade niçoise

Cette variante de la salade niçoise traditionnelle, qui contient des anchois, peut être adaptée en y incluant des protéines. Pour deux personnes.

IDÉES DE GARNITURE

Au déjeuner 2 œufs durs ou 2 portions de thon – frais ou en boîte – et 2 tranches de pain de seigle grillées.

Au dîner Augmentez légèrement les portions de thon ou partagez 3 œufs dur. Ne mangez pas de pain après 19 h.

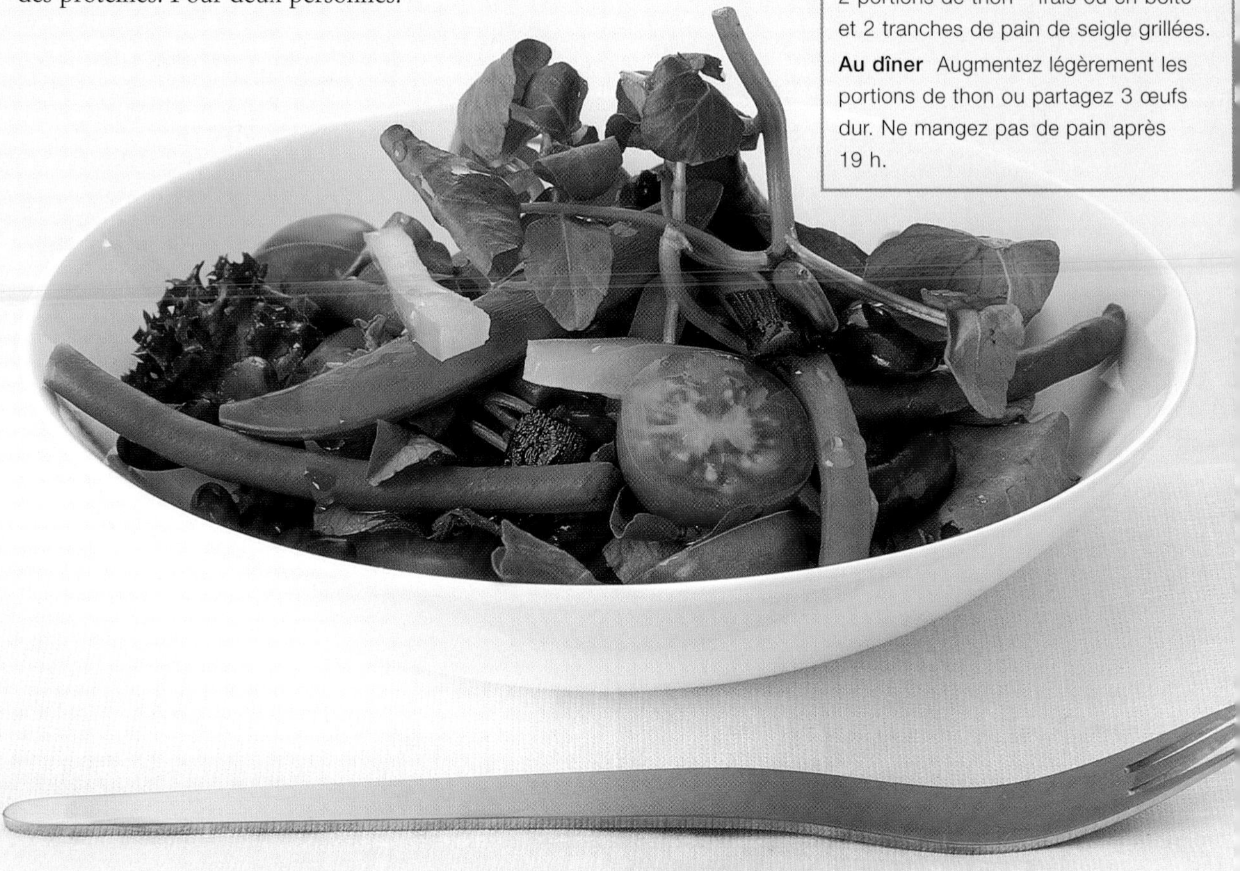

50 g (2 oz) de haricots verts, taillés en petits morceaux

50 g (2 oz) de mange-tout

Une poignée de feuilles de frisée, feuille de chêne ou batavia

6 tomates cerises, coupées en deux

½ poivron jaune, finement émincé

25 g (1 oz) de champignons bruns de Paris, tranchés

6 ou 8 olives noires, dénoyautées

2 cuil. à soupe de haricots rouges, en boîte ou secs cuits

Quelques plantes aromatiques – basilic, roquette, fenouil – hachées

Faire cuire les haricots verts et les mange-tout à la vapeur pendant 10 mn, ils doivent rester croquants.

Laisser refroidir. Couper la salade et la mettre dans un saladier. Ajouter les autres ingrédients et parsemer le tout d'aromates.

Assaisonner d'une vinaigrette à la moutarde (voir ci-contre) et bien mélanger avant de servir avec l'aliment protéique de votre choix.

Assaisonnements pour salade

Vinaigrette à la moutarde

2 cuil. à soupe d'huile d'olive

1 cuil. à soupe de vinaigre de cidre

½ cuil. à café de moutarde de Dijon

Bien mélanger les ingrédients avec un fouet et saupoudrer de poivre noir fraîchement moulu. Cette sauce se conserve au réfrigérateur pendant une semaine.

Sauce asiatique

3 cuil. à soupe d'huile d'olive

1 cuil. à soupe de sauce de soja

1 cuil. à soupe de jus de citron vert

½ cuil. à café de cinq-épices en poudre

Bien mélanger les ingrédients à l'aide d'un fouet. Cette sauce se conserve au congélateur pendant un mois.

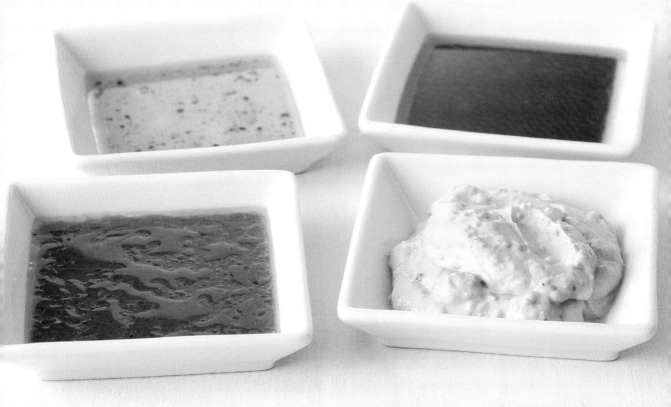

Assaisonnement au jus de légumes

100 ml (4 oz) de jus de légumes « bio »

50 ml (2 fl oz) de jus de citron

50 ml (2 fl oz) d'huile d'olive

Bien mélanger les ingrédients en utilisant un fouet et assaisonner de poivre noir fraîchement moulu. Pour obtenir une sauce plus relevée, ajouter une gousse d'ail écrasée. Se conserve au congélateur pendant un mois.

Sauce à l'avocat

1 avocat, bien mûr

220 g (8 oz) de yaourt nature fermenté

Éplucher et dénoyauter l'avocat. L'écraser grossièrement et y mélanger le yaourt. Utiliser une fourchette pour que votre sauce ait de la consistance. Assaisonner de poivre noir fraîchement moulu. Se conserve 24 h au réfrigérateur.

Purée de pois chiches

Cette purée de pois chiches crémeuse au petit goût de noisette constitue un plat protéique nourrissant. Se conserve 3 jours au réfrigérateur. Pour deux personnes.

400 g (14 oz) de pois chiches en boîte, égouttés et rincés

2 brins de thym frais ou 1 cuil. à café de thym séché

1 grosse gousse d'ail

3 grosses cuil. à soupe de yaourt nature fermenté

Dans une casserole, recouvrir d'eau les pois chiches, le thym et l'ail. Porter à ébullition puis laisser frémir pendant 15 mn.

Mettre les pois chiches dans un saladier après les avoir égouttés. Retirer le thym. Ajouter le yaourt et malaxer avec les mains pour obtenir une purée consistante. Pour une texture plus veloutée, utiliser le mixeur.

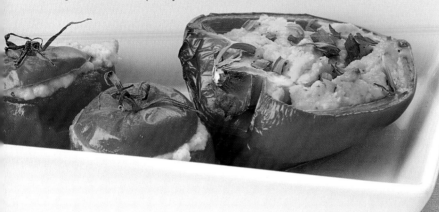
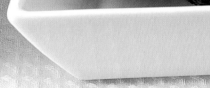

Légumes farcis à la purée de pois chiches

4 cuil. à soupe de purée de pois chiches

2 cuil. à soupe de persil frais haché

1 jus de citron et un peu de zeste

2 gros poivrons rouges ou jaunes, coupés en deux et épépinés ou 4 tomates moyennes, décalottées et évidées

Poivre noir fraîchement moulu

Préchauffer le four à 180° C / 350° F (th.4 pour un four à gaz).

Mélanger la purée, le persil, le jus et le zeste de citron. Farcir les poivrons ou les tomates. Disposer dans un plat à four, assaisonner de poivre et d'huile d'olive. Recouvrir d'une feuille d'aluminium et enfourner 30 mn. Accompagner d'une salade composée de feuilles variées.

Avocat farci à la purée de pois chiches

2 cuil. à soupe de purée de pois chiches

1 jus de citron et un peu de zeste

1 avocat bien mûr

1 tomate, coupée

Poivre noir fraîchement moulu

Mélanger la purée, le jus et le zeste de citron, assaisonner de poivre.

Couper l'avocat en deux, retirer le noyau et farcir avec la purée. Disposer les deux moitiés sur des assiettes individuelles et ajouter les morceaux de tomates sur le dessus.

Falafels

Ces boulettes de pois chiches moyen-orientales se mangent chaudes ou froides. Elles se conservent au congélateur un mois. Pour deux personnes.

400 g (14 oz) de pois chiches en boîte, égouttés et rincés

1 grosse gousse d'ail

1 petit oignon, haché

1 cuil. à café de coriandre en poudre

1 cuil. à café de cumin en poudre

1 grosse cuil. à soupe de farine de sarrasin

2 tomates moyennes, grossièrement hachées, assaisonnées d'un jus de citron et d'un peu d'huile d'olive

200 g (7 oz) de yaourt nature fermenté, saupoudré de ½ cuil. à café de poivre de Cayenne et autant de curcuma en poudre

Passer les pois chiches, l'ail, l'oignon et les épices au mixeur jusqu'à obtenir une pâte presque lisse. Mélanger la pâte à la farine. Façonner huit boulettes. Aplatir pour former de petits pâtés.

Dans une poêle, chauffer une cuil. à soupe d'huile d'olive et faire brunir, à feu doux, tous les falafels en même temps. En les retournant, ajouter un peu d'huile si besoin est.

Servir avec les tomates et le yaourt.

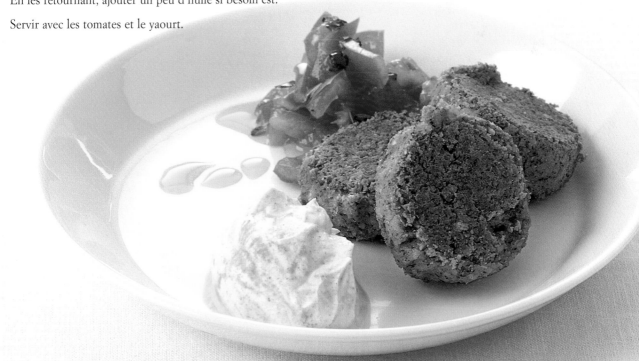

Calmar à la sauce tomate

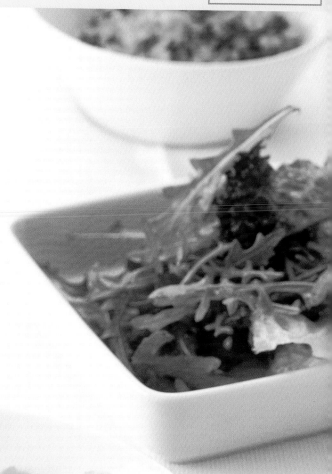

Le calmar est facile à nettoyer mais vous pouvez l'acheter déjà préparé ou demander à votre poissonnier de le faire. Il se conserve au congélateur pendant un mois et se réchauffe à feu doux. Pour deux personnes.

500 g (16 oz) de calmar

1 oignon moyen, haché

1 grosse gousse d'ail, écrasée

250 g (9 oz) de tomates, pelées et coupées en dés

1 cuil. à soupe de jus de citron et un peu de zeste

¼ de cuil. à café d'étamines de safran, écrasées dans un peu d'eau

1 grosse poignée de coriandre et de persil frais hachés

Détacher la tête du corps du calmar afin de retirer les viscères, la poche d'encre et le squelette interne. Gratter la membrane rose externe du corps puis rincer et le couper en rondelles. Séparer les tentacules de la tête puis les couper en morceaux et les rincer.

Faire revenir les oignons dans un peu d'huile d'olive. Quand ils sont tendres, ajouter l'ail et remuer 2 mn. Mettre les tomates, le jus de citron, le zeste et le safran. Incorporer le calmar et recouvrir d'eau. Laisser frémir 5 mn, jusqu'à ce qu'il devienne opaque mais pas caoutchouteux.

Ajouter les herbes et servir avec une cuil. de riz complet et une salade verte assaisonnée d'huile d'olive et de citron.

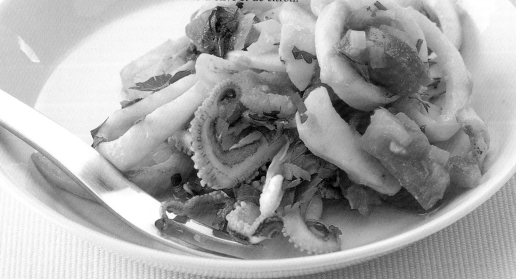

Taboulé à la sud-américaine

Manger une cuillère de taboulé avec du poulet ou du poisson. Se conserve pendant 3 jours au réfrigérateur dans une boîte. Pour deux personnes.

120 g (4 oz) de quinoa

250 ml (8 fl oz) d'eau et 1 pincée de bouillon en poudre

½ concombre, coupé en dés

2 tomates moyennes, coupées en dés

2 oignons de printemps, finement taillés

Jus de ½ citron

2 petites bottes, l'une de menthe l'autre de persil, finement hachés

1 cuil. à soupe d'huile d'olive

Poivre noir fraîchement moulu

Cuire le quinoa dans l'eau frémissante pendant 15 mn jusqu'à ce qu'elle soit totalement absorbée.

Couper les autres ingrédients. Une fois le quinoa refroidi, y mélanger les légumes. Réserver au réfrigérateur pendant 10 à 15 mn pour que les saveurs se révèlent. Assaisonner d'huile d'olive et de poivre.

Au déjeuner, mangez toujours une **petite portion** de féculents avec un aliment protéique et des légumes

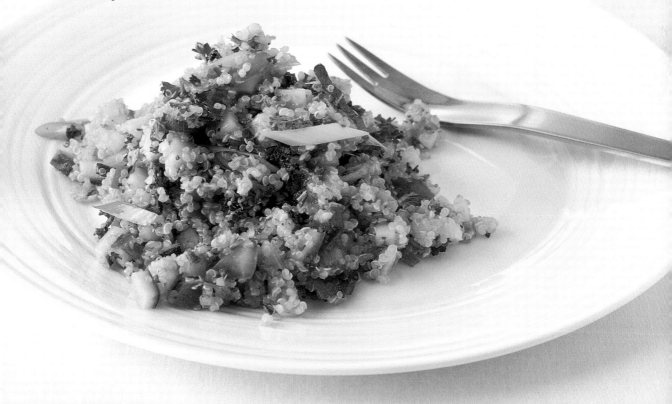

Piperade

Simple à préparer, la piperade est un plat succulent qui se mange très chaud. Pour deux personnes.

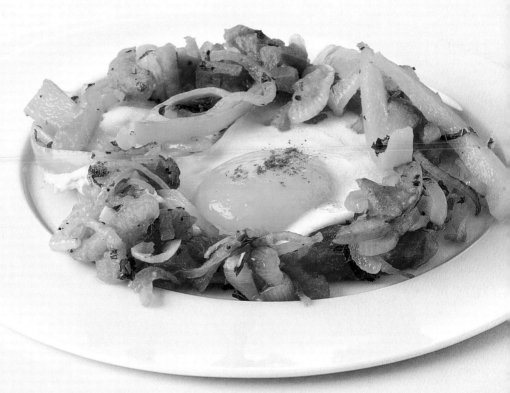

1 petit oignon, tranché

1 poivron jaune, épépiné et taillé en lanières

2 tomates moyennes, pelées et coupées en dés

1 pincée de poivre de Cayenne

1 cuil. à soupe de menthe fraîche hachée

2 gros œufs

Faire revenir l'oignon et le poivron dans 2 cuil. à soupe d'huile d'olive, à feu doux, jusqu'à ce que l'oignon dore. Ajouter les tomates, le poivre de Cayenne et la menthe. Remuer 1 ou 2 mn.

Casser les œufs sur les légumes ou les battre avant de les ajouter pour les cuisiner comme des œufs brouillés. Servir immédiatement.

Potage au cresson et à la carotte

Cette soupe peut se congeler. Préparez-la en grande quantité et faites des portions que vous décongèlerez au fur et à mesure. Pour deux personnes.

1 petit oignon, émincé
250 g (9 oz) de carottes, coupées
1 botte de cresson
1 petite boîte de pois chiches
750 ml (1 pint) de bouillon de légumes ou d'eau mélangée à 1 cuil. à soupe de bouillon en poudre, sans levure
1 cuil. à café de cumin en poudre

Faire revenir l'oignon dans 1 cuil. à soupe d'huile d'olive. Ajouter les carottes et cuire 5 mn.

Couper le cresson directement dans la poêle, y compris les tiges, à l'aide de ciseaux. Bien remuer jusqu'à ce que le cresson commence à se flétrir. Ajouter les pois chiches, le bouillon et le cumin. Laisser frémir à feu doux 20 mn ou jusqu'à ce que les carottes soient cuites.

Passer au mixeur pour obtenir un potage homogène, assaisonner de poivre.

Ces soupes sont très **nourrissantes**, on peut y ajouter des protéines pour en faire des mets **délicieux**

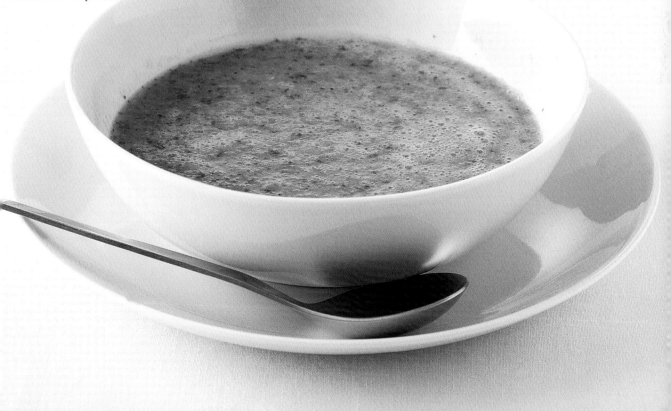

Soupe de poisson

Cette soupe, qui s'apparente à une chaudrée, est riche en nutriments. Achetez un bon bouillon de poisson liquide, évitez les cubes qui sont trop salés. Vous pouvez la congeler. Une fois décongelée, la réchauffer à feu doux. Pour deux personnes.

100 g (4 oz) de poisson maigre, coupé en morceaux

Jus de ½ citron

100 g (4 oz) d'oignon, haché

2 grosses gousses d'ail, écrasées

500 ml (1 pint) de bouillon de poisson

3 tomates moyennes, pelées et coupées

1 feuille de laurier

100 g (4 oz) de fruits de mer, cuits

75 g (3 oz) de flageolets en boîte, égouttés

1 cuil. à café de chaque herbe hachée : coriandre, persil et aneth

Poivre noir fraîchement moulu

Laisser mariner le poisson dans le jus de citron pendant que vous préparez les autres ingrédients.

Faire revenir les oignons et l'ail dans 1 cuil. à soupe d'huile d'olive, à feu doux, dans une casserole. Ajouter le bouillon, les tomates, le laurier et le poisson. Laisser frémir, à feu très doux, env. 5 mn.

Mettre les flageolets et les fruits de mer puis laisser frémir encore 2 mn ou jusqu'à ce qu'ils soient chauds. Assaisonner de poivre et d'herbes.

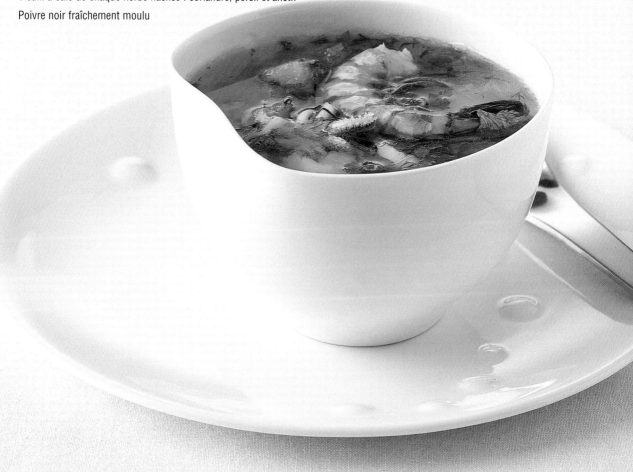

Brocoli à la feta et aux tomates séchées

Si la feta est trop salée à votre goût, la rincer sous l'eau froide avant de la couper. Pour deux personnes.

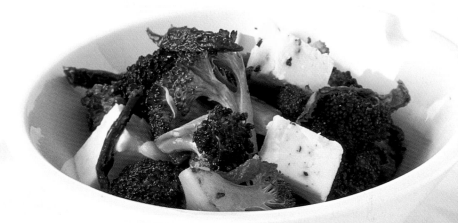

100 g (4 oz) de feta, coupée en petits cubes

2 cuil. à café de jus de citron

2 cuil. à café d'huile d'olive

Plusieurs brins de persil frais, hachés

1 gousse d'ail, écrasée ou finement hachée

250 g (9 oz) de brocoli, divisé en petits bouquets

50 g (2 oz) de tomates séchées, taillées en fines lamelles

Poivre noir fraîchement moulu

Pendant que le brocoli cuit, laisser mariner la feta dans un mélange de jus de citron, d'huile d'olive, de persil et de poivre.

Faire revenir l'ail dans 1 cuil. à soupe d'huile d'olive pendant 1 mn. Ajouter le brocoli et les tomates. Remuer de temps en temps jusqu'à ce que le brocoli soit tendre mais non ramolli.

Retirer la feta de la marinade à l'aide d'une cuil. à égoutter et l'incorporer au brocoli. Remuer doucement et verser la marinade sur le dessus.

Curry de lotte et salade de carottes

La lotte peut être remplacée par un autre poisson maigre à la chair ferme – cabillaud, haddock – ou par du blanc de poulet coupé en lamelles. Préparez d'abord la salade car elle nécessite un temps de refroidissement. Pour deux personnes.

Salade

1 grosse cuil. à café de graines de moutarde noire

120 g (4 oz) de carottes, râpées

1 cuil. à café de jus de citron

Faire chauffer 1 cuil. à soupe d'huile d'olive et ajouter la moutarde. Après quelques secondes, lorsque les grains commencent à sauter, retirer du feu et verser sur les carottes râpées. Assaisonner de citron et remuer.

Laisser refroidir pour révéler les saveurs pendant que vous cuisinez la lotte.

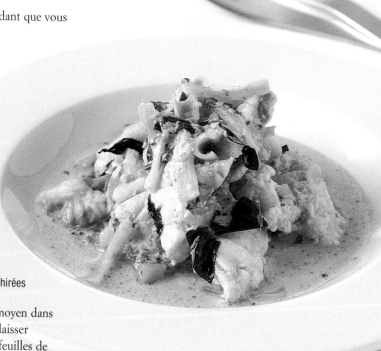

Curry de lotte

1 cuil. à soupe de pâte de curry verte

250 g (9 oz) de lotte, coupée en morceaux

2 ou 3 feuilles de citron vert déchirées

1 tige de lemon-grass, pilée puis hachée

120 ml (4½ fl oz) de lait de coco en boîte

1 cuil. à soupe de sauce de poisson thaïlandaise

½ concombre, épépiné et taillé en bâtonnets

1 douzaine de feuilles de basilic, grossièrement déchirées

Faire chauffer une cuil. d'huile d'olive à feu moyen dans une casserole puis ajouter la pâte de curry et laisser bouillonner env. 1 mn. Mettre le poisson, les feuilles de citron vert et le lemon-grass. Cuire à feu doux 2 mn, en remuant de temps en temps.

Verser le lait de coco et laisser frémir env. 5 mn, jusqu'à ce que le poisson soit tendre. Ajouter la sauce de poisson, le concombre et le basilic. Servir avec la salade de carottes.

Poulet mariné et salade chinoise

Le poulet doit mariner 2 h pour que les saveurs se révèlent pleinement. Pour deux personnes.

1 gros morceau de blanc de poulet, sans la peau, finement émincé

1 cuil. à soupe de grains de sésame (pour décorer)

Pour la marinade

1 cm (½ in) de racine de gingembre frais, pelée et râpée

1 petite gousse d'ail, hachée

2 cuil. de beurre de cacahuète

1 cuil. à soupe de coriandre fraîche, hachée, et quelques feuilles pour décorer

1 cuil. à soupe de vinaigre de cidre

1 cuil. à soupe de sauce de poisson thaïlandaise

1 cuil. à soupe d'huile d'olive

Pour la salade

100 g (4 oz) de germes de soja

50 g (2 oz) de choux chinois coupé en lanières

1 carotte moyenne, taillée en julienne

1 petit oignon rouge, coupé en fines rondelles

Préparer la marinade et y laisser le poulet 2 h (au réfrigérateur).

Chauffer une cuil. d'huile d'olive à feu vif dans un wok et faire sauter le poulet pendant 5 mn.

Disposer la salade de crudités sur deux assiettes. Placer le poulet à côté de la salade, parsemer de grains de sésame et de coriandre. Servir immédiatement.

Quinoa aux poireaux

Servir avec une salade verte croquante assaisonnée selon votre goût (voir p. 117) pour contrebalancer la texture tendre de ce plat. Se conserve au congélateur 1 mois et se mange réchauffé. Pour deux personnes.

2 petits poireaux, environ 200 g (7 oz)

250 ml (8 fl oz) d'eau et 1 bonne pincée de bouillon en poudre

50 ml (2 fl oz) d'huile d'olive

1 cuil. à soupe de concentré de tomate

100 g (4 oz) de quinoa

100 g (4 oz) de champignons Portobello, émincés en lamelles

2 cuil. à café de coriandre en poudre

1 cuil. à soupe de persil frais haché

Jus de ½ citron

Poivre noir fraîchement moulu

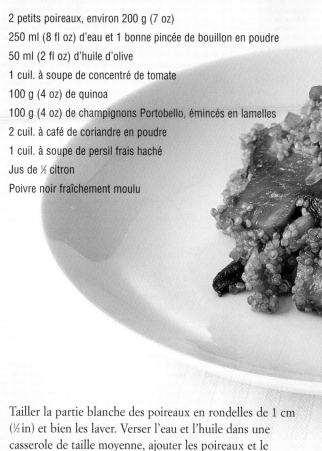

Tailler la partie blanche des poireaux en rondelles de 1 cm (½ in) et bien les laver. Verser l'eau et l'huile dans une casserole de taille moyenne, ajouter les poireaux et le concentré de tomate et porter à ébullition. Laisser frémir 5 mn, ajouter le quinoa, les champignons et la coriandre.

Laisser frémir env. 15 mn, jusqu'à ce que toute l'eau soit absorbée. Ajouter le persil, le jus de citron, du poivre et servir avec une salade verte.

Lentilles au gingembre

Pour réduire la cardamome en poudre, ouvrir les capsules à l'aide d'un petit couteau pointu et piler les graines dans un mortier.

150 g (5 oz) de lentilles sèches
250 ml (8 fl oz) de bouillon de légumes
1 petit oignon, haché
1 gousse d'ail, écrasée
2 cm (¾ in) de racine de gingembre frais, pelée et râpée
1 cuil. à café de graines de cardamome, réduites en poudre
3 grosses tomates mûres, pelées et coupées en petits morceaux
2 cuil. à soupe de feuilles de coriandre hachées
1 cuil. à soupe de graines de tournesol
Poivre noir fraîchement moulu

Plonger les lentilles dans le bouillon et porter à ébullition. Laisser frémir 30 mn à feu doux, jusqu'à ce que les lentilles soient tendres. Égoutter et réserver.

Dans la même casserole, faire revenir l'oignon et l'ail dans 1 cuil. d'huile d'olive, à feu doux. Incorporer le gingembre, la cardamome et presque toutes les tomates (en garder pour décorer). Cuire pendant quelques minutes.

Ajouter les lentilles et assaisonner de poivre. Une fois les lentilles chaudes, les disposer sur deux assiettes et parsemer de coriandre et de graines de tournesol. Servir avec une salade verte, composée de feuilles variées.

Constituez-vous une réserve de plats **nutritifs et instantanés** en les congelant

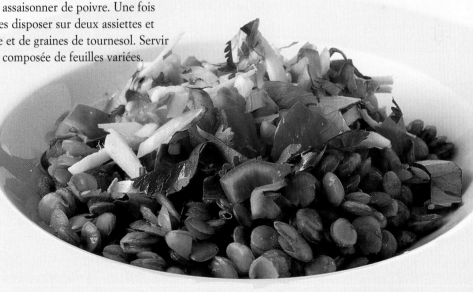

Poisson aux légumes rôtis

Prendre du poisson maigre à la chair ferme. Ne pas
trop le faire cuire pour conserver toute sa saveur.
Pour deux personnes.

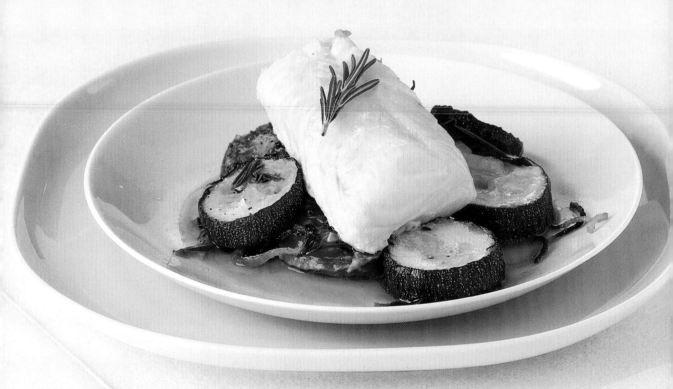

400 g (15 oz) de haddock ou cabillaud (steak ou un filet),
sans la peau

Jus de citron

200 g (7 oz) de courgettes, coupées en morceaux

1 oignon moyen, émincé

1 gousse d'ail, hachée

4 tomates, env. 300 g (9½ oz), coupées en deux

1 brindille de romarin frais

2 cuil. à soupe d'huile d'olive

2 cuil. à soupe de vinaigre de cidre

Poivre noir fraîchement moulu

Préchauffer le four à 200° C / 400 ° F (th. 6 pour un four
à gaz).

Assaisonner le poisson de poivre et de jus de citron.
Couvrir et réserver.

Mettre les légumes et le romarin dans un plat à four, y
mélanger l'huile d'olive, le vinaigre et le poivre. Enfourner
30 mn et remuer de temps en temps.

Badigeonner le poisson d'huile et le disposer sur les légumes.
Laisser cuire encore 5 à 10 mn, jusqu'à ce que le poisson soit
cuit. Servir immédiatement avec une salade verte.

Poulet braisé à la méditerranéenne

La qualité des ingrédients est essentielle à la réussite de cette recette. Prenez des olives parfumées et des tomates mûres bien juteuses. Si vous n'en mangez qu'une partie, gardez l'autre pour la manger froide le lendemain. Pour deux personnes.

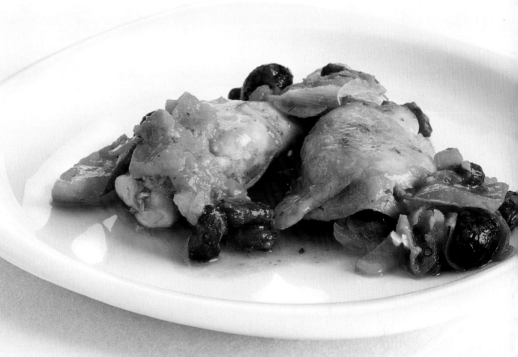

2 pilons de poulet

1 oignon, finement émincé

3 tomates moyennes bien mûres, coupées ou 400 g (14 oz) de tomates en boîte

1 cuil. à café d'herbes de Provence

Jus de ½ citron

60 g (2 oz) d'olives noires

100 g (4 oz) de haricots rouges, en boîte ou secs cuits

250 ml (9 fl oz) de bouillon de poulet ou de légumes

Poivre noir fraîchement moulu

Découper le poulet et retirer la peau. Le faire légèrement brunir avec une cuil. à soupe d'huile d'olive, à feu vif, dans une cocotte couverte. Retirer et réserver.

Huiler de nouveau si nécessaire et faire revenir l'oignon, les tomates, les herbes et le jus de citron à feu doux pendant 5 mn. Mettre les olives et les haricots, verser 50 ml (2 fl oz) de bouillon et assaisonner de poivre.

Ajouter le poulet, couvrir et laisser cuire à feu doux env. 45 mn, jusqu'à ce que le poulet soit cuit et tendre. Verser du bouillon si besoin est. Une cuisson lente permet à la viande de mieux s'imprégner des saveurs. Accompagner d'une salade composée de feuilles variées.

Poulet à l'asiatique

Laisser mariner le poulet au moins une demi-heure avant de le cuire pour qu'il s'imprègne bien des saveurs. Pour deux personnes.

1 petite botte de coriandre, grossièrement taillée

2 gousses d'ail, grossièrement coupées

2 piments, avec ou sans les graines, grossièrement hachés

2,5 cm (1 in) de racine de gingembre frais, pelée et râpée

Jus et zeste de 1 citron

4 cuil. à soupe de sauce de soja claire

Poivre noir fraîchement moulu

2 blancs de poulet, sans la peau, légèrement entaillés

Bien mélanger tous les ingrédients, à l'exception du poulet, dans un saladier. Disposer les blancs de poulet sur 2 grandes feuilles d'aluminium et badigeonner avec la marinade. Fermer les feuilles et laisser mariner au moins 30 mn.

Préchauffer le four à 200° C / 400° F (th. 6 pour un four à gaz).

Enfourner le poulet dans le papier aluminium pendant 30 mn, ou jusqu'à ce qu'il soit cuit. Disposer les morceaux de poulet dans deux assiettes, accompagner d'une salade verte.

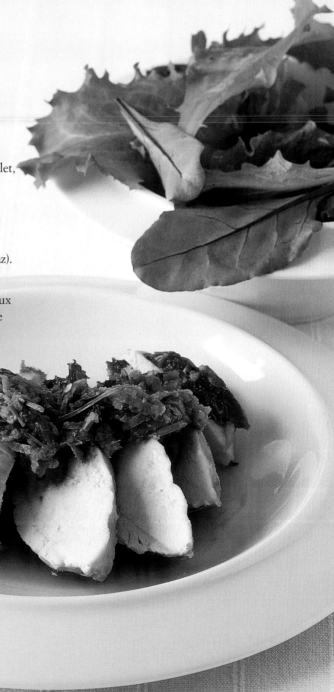

Poulet au citron vert et salade de haricots

La saveur légère et le croquant des haricots et du soja se marient parfaitement au parfum citronné de cette recette au poulet. Pour deux personnes.

2 blancs de poulet, sans la peau, env. 100 g chacun (4 oz)

Jus et zeste de 2 citrons verts

2 gousses d'ail, finement hachées

1 poignée de pleurotes, grossièrement coupés

1 poignée de feuilles de coriandre, grossièrement taillées

Poivre noir fraîchement moulu

Couper le poulet en bandes d'env. 1 cm (½ in). Disposer dans un récipient, ajouter le jus et le zeste du citron vert, l'ail, le poivre. Réserver env. 15 mn pour que le poulet s'imprègne bien des saveurs.

Faire chauffer 2 cuil. à soupe d'huile d'olive dans un wok ou une poêle, à feu vif. Retirer le poulet de la marinade et le faire sauter. Réduire le feu, verser la marinade et cuire 5 mn. Ajouter les champignons et la coriandre. Cuire encore env. 1 mn et servir avec la salade de haricots.

Salade

100 g (4 oz) de haricots verts fins, équeutés

100 g (4 oz) de mange-tout, taillés en diagonale

100 g (4 oz) de germes de soja

½ petit oignon rouge, émincé

1 poignée de feuilles de coriandre, coupées

Faire cuire les haricots verts et les mange-tout à la vapeur pendant env. 3 mn. Égoutter et passer sous l'eau froide. Mettre dans un saladier avec les autres ingrédients et assaisonner avec une sauce asiatique (voir p. 117).

Guacamole

Mangez cet en-cas avec des crudités variées :
champignons, carottes, oignons de printemps, tomates
cerises, poivrons rouges ou jaunes ou céleri. Pour
deux personnes.

2 avocats bien mûrs

2 cuil. à café d'oignons hachés

1 cuil. à soupe de graines de potiron, tournesol et sésame

1 petite gousse d'ail, écrasée

2 cuil. à café de jus de citron

2 cuil. à café d'huile d'olive

1 pincée de poivre de Cayenne

1 doigt de sauce Worcestershire

1 doigt de Tabasco

Poivre noir

Écraser les avocats et les mélanger aux oignons,
aux graines, à l'ail, au jus de citron et à l'huile d'olive.
Assaisonner de poivre noir, de poivre de Cayenne,
de sauce Worcestershire et de Tabasco.

Couvrir d'un film et laisser reposer
au réfrigérateur une demi-heure
pour que les saveurs se révèlent.

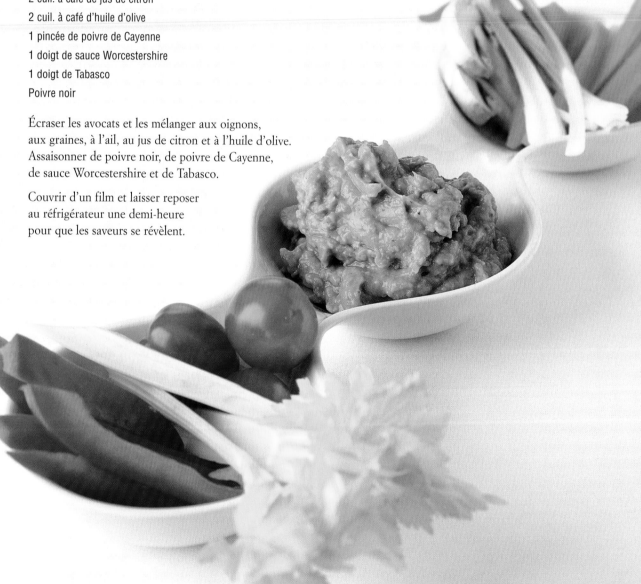

Smoothie aux fruits

Selon la saison, vous pouvez adapter cette recette en utilisant des mûres, des pêches, des abricots ou des prunes. Se conserve 24 h au réfrigérateur. Pour deux personnes.

500 g (16 oz) de yaourt nature fermenté
1 pomme, pelée et épépinée
1 grosse poire mûre, pelée et épépinée
2 cuil. à soupe de graines de potiron
1 bonne pincée de cannelle en poudre

Passer tous les ingrédients au mixeur, excepté la cannelle, jusqu'à l'obtention d'un mélange onctueux. Verser dans deux grandes tasses et saupoudrer de cannelle avant de servir.

Un délicieux smoothie **rafraîchissant** et **riche en protéines** pour votre **en-cas** du matin ou de l'après-midi

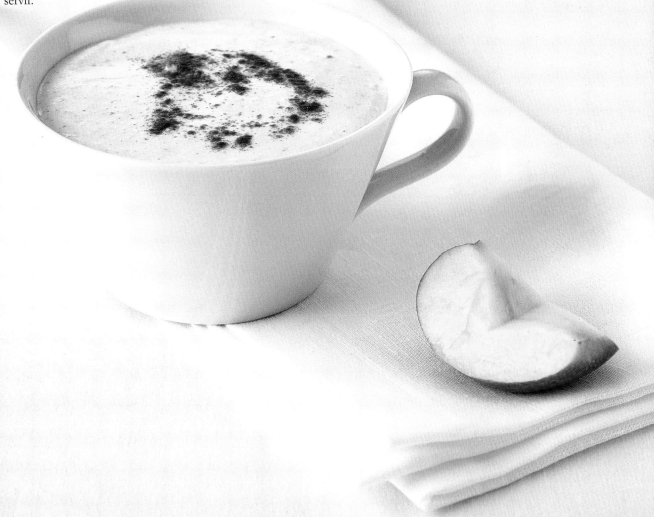

Œufs durs et crudités

Se conserve au réfrigérateur 2 jours dans une boîte
fermée. Si vous êtes végétalien, remplacez les œufs par
de petits morceaux de tofu dur. Pour deux personnes.

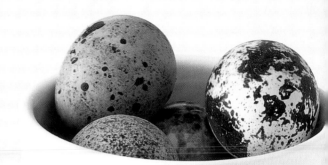

6 œufs de caille ou 2 œufs de poule

8 olives noires

250 g (9 oz) de légumes variés : carottes, brocoli, chou-fleur,
poivrons, tomates cerises, concombre ou céleri, coupés en
morceaux

Faire cuire les œufs et laisser refroidir. Laisser les œufs
dans leur coquille, ou retirer celle-ci et les couper en
quartiers. Disposer joliment les œufs et les crudités
sur une assiette avant de servir.

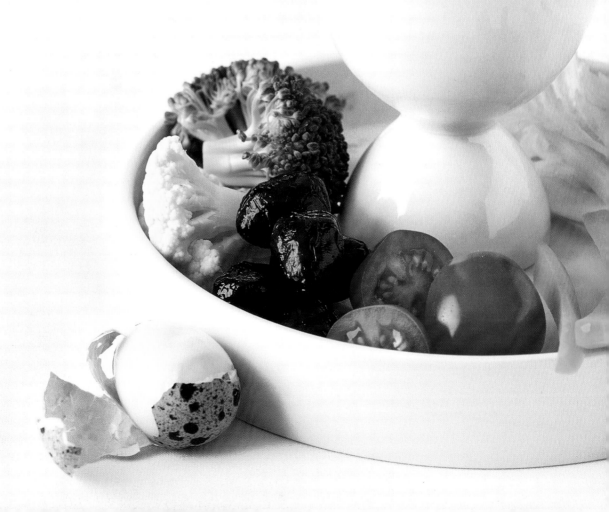

Omelette végétarienne

Se conserve au réfrigérateur 2 jours.
Gardez une portion que vous mangerez froide.
Pour deux personnes.

1 oignon moyen, émincé

250 g (9 oz) d'épinards, équeutés, lavés et grossièrement coupés

2 tomates moyennes, pelées et coupées

1 bonne pincée de noix de muscade râpée

100 g (4 oz) de pois chiches ou de flageolets en boîte

4 gros œufs

Quelques tiges de cresson pour décorer

Poivre noir fraîchement moulu

Dans une grande casserole, faire revenir l'oignon dans
1 cuil. à soupe d'huile d'olive, à feu doux. Ajouter les
épinards, les tomates et la noix de muscade. Cuire jusqu'à
ce que le jus soit presque évaporé. Verser les pois chiches
ou les flageolets.

Battre légèrement les œufs avec un fouet et assaisonner de
poivre. Faire chauffer 1 cuil. à soupe d'huile d'olive dans
une grande poêle à feu doux. Verser la moitié des œufs,
ajouter immédiatement les légumes puis le reste des œufs.
Remuer doucement, couvrir et laisser cuire à feu doux
env. 10 mn.

Passer l'omelette sous le gril pour la faire dorer. Disposer
sur un plat, faire des parts et décorer avec du cresson.

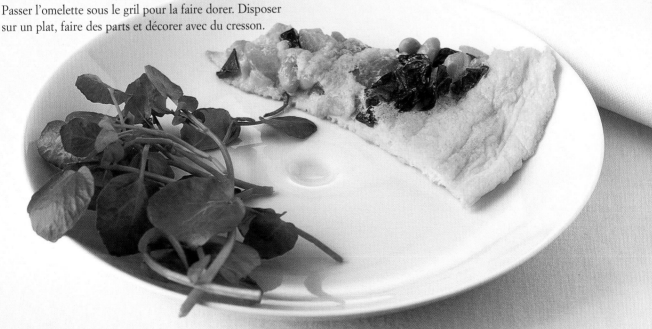

Glossaire

Acides aminés
Constituants de base des protéines. Neuf d'entre eux sont essentiels. Ceux-ci ne pouvant être produits par l'organisme, doivent provenir de la nourriture.

Acide chlorhydrique
Composant du suc gastrique, jouant un rôle important dans la digestion. Il crée un environnement adéquat à la dégradation des protéines et tue les éléments pathogènes.

Adrénaline
Hormone sécrétée par les glandes surrénales en réponse à la chute de la glycémie, à un effort musculaire ou à une situation de stress. Sous l'action de l'adrénaline, le glycogène stocké dans le foie est libéré sous forme de glucose, élevant ainsi la glycémie. En outre cette hormone entraîne, entre autres, l'augmentation de l'hypertension artérielle et l'accélération du rythme cardiaque.

Bactéries
Micro-organismes présents dans la terre, l'air, l'eau et la nourriture. Certaines d'entre elles sont pathogènes, d'autres bénéfiques. Nos intestins en renferment une multitude qui jouent un rôle dans la dégradation des aliments lors de la digestion.

Cardio-vasculaire
Relatif au cœur et aux vaisseaux.

Chyme
Bouillie que forme la masse alimentaire au moment où elle passe dans l'intestin après avoir subi l'action de la salive et du suc gastrique.

Diabète
Le diabète sucré est une maladie caractérisée par une glycémie dangereusement élevée, l'organisme ne parvenant pas à absorber normalement le glucose. À long terme, l'hyperglycémie peut engendrer des problèmes aux yeux, aux reins, aux nerfs, au cœur et aux artères les plus importantes. Il existe deux principaux types de diabètes : de type 1 ou insulino-dépendant, de type 2 ou non insulino-dépendant. Dans le diabète de type 2, le corps produit trop d'insuline ou bien les cellules sont résistantes à l'action de cette hormone. Ce type de diabète se manifestait généralement au-delà de 40 ans. Cependant, aujourd'hui, il touche de plus en plus une population jeune, dont le régime est riche en sucres raffinés, n'épargnant pas les adolescents.

Effet diurétique
Qui augmente l'excrétion d'urine et diminue généralement la rétention d'eau.

Enzymes
Substances protéiniques facilitant ou accroissant une réaction biochimique dans l'organisme. Elles sont essentielles à son fonctionnement.

Fibres
Substances provenant de la paroi cellulaire des végétaux. Leur digestion, quasi nulle dans l'intestin grêle, se fait dans le côlon sous l'action des bactéries. Elles sont nécessaires à une bonne digestion. Les fibres insolubles augmentent la masse des selles, aidant à prévenir la constipation. Les fibres solubles contribuent à réduire le taux de cholestérol dans le sang et à éliminer les toxines et les hormones en excès.

Gliadine
Protéine constitutive du gluten, dont l'intolérance digestive est appelée la maladie cœliaque.

Glucides complexes
Ou sucres complexes. Leur structure moléculaire complexe leur permet de se dégrader lentement et de ralentir la digestion. Ce sont l'amidon et les fibres. Terme employé pour désigner les aliments en contenant.

Glucides simples
Ou sucres simples. Leur structure moléculaire simple conduit à leur décomposition rapide en glucose et facilite leur absorption. Le fructose, le saccharose, le lactose en font partie. Terme employé pour désigner les aliments en contenant.

Glucose
Sucre simple (monosaccharide) présent dans divers aliments, par exemple dans certains fruits, et constituant la source d'énergie principale de l'organisme. Lors de la digestion, il est produit par la transformation des glucides. Pour pouvoir l'utiliser, les cellules ont besoin d'insuline.

Gluten
Partie protéinique, visqueuse, de la farine du blé, du seigle, de l'orge et de l'avoine. Elle comprend de la gliadine.

Glycémie
Taux de glucose du sang.

Graisses essentielles
Ou poly-insaturées. Indispensables à l'organisme, elles doivent provenir de l'alimentation car celui-ci n'en produit pas. Elles se divisent en oméga-3 – présentes dans les poissons gras tels que le maquereau, le saumon, le hareng, le thon, la sardine ainsi que dans les graines de lin et de chanvre – et oméga-6, contenues dans la plupart des fruits à écale et des graines (hormis les cacahuètes).

Graisses saturées
Généralement solides à température ambiante, elles sont présentes dans la viande et les produits laitiers. L'huile de coco, de palme et de coprah sont les seules huiles végétales riches en graisses saturées. Elles élèvent le taux de mauvais cholestérol dans le sang.

Indice glycémique des aliments
Mesure la vitesse et l'augmentation du glucose dans le sang 2 ou 3 h après la prise d'un repas. Les aliments sont classés suivant une échelle allant de 1 à 100 selon la vitesse à laquelle ils se dégradent durant la digestion. Ceux qui se transforment vite, provoquant une forte et rapide augmentation de la glycémie, ont un IG élevé (70 et plus). Ceux qui se transforment lentement, permettant une libération graduelle du glucose dans le sang, ont un IG bas (moins de 55).

Insuline
Hormone, sécrétée par le pancréas, facilitant la pénétration du glucose dans les tissus où il est transformé en énergie. Elle permet aussi le stockage du glucose en excès, sous forme de glycogène dans le foie et les muscles ou sous forme de graisses dans les tissus adipeux.

Levure
Champignon unicellulaire employé dans la fabrication de la bière, du vin ou du pain. Une fois dans l'organisme, certaines levures deviennent pathogènes et peuvent provoquer des infections à la muqueuse buccale, vaginale ou auriculaire (par ex. *Candida*

albicans responsable du muguet). Trop de sucre, d'alcool, de stress ou d'antibiotiques peuvent être à l'origine de leur prolifération.

Métabolisme
Ensemble des réactions chimiques de transformation de matière et d'énergie qui s'accomplissent dans tous les tissus de l'organisme vivant.

Minéraux
Substances, telles que le calcium, le magnésium ou le fer, présentes dans la nourriture et nécessaires au bon fonctionnement de l'organisme. Un régime alimentaire sain et équilibré contient tous les minéraux dont le corps a besoin.

Mitochondries
Présentes dans le cytoplasme de chaque cellule, elles synthétisent l'adénosine triphosphate (ATP), source d'énergie pour les êtres vivants.

Nutriments
Substances vitales nécessaires à la survie de l'organisme.

Ostéoporose
Raréfaction du tissu osseux qui fragilise les os et les expose à des fractures. Le calcium est indispensable à la santé du squelette.

Parasite
Organisme vivant dans un autre organisme, appelé hôte, dont il se nourrit. La giardia en est un exemple, elle vit dans les intestins.

Pathogène
Qui peut causer une maladie.

Produits biologiques
Produits issus de méthodes agricoles évitant ou excluant l'usage des pesticides, des engrais chimiques, des OGM, des régulateurs de croissance et des additifs aux aliments du bétail. Ils doivent porter un symbole ou un numéro de certification sur leur emballage. En France, le symbole officiel est vert et blanc, on peut y lire AB – Agriculture biologique.

Protéines
Macromolécules constituées d'une très longue chaîne d'acides aminés – composés de carbone, d'hydrogène, d'oxygène, d'azote et parfois de soufre – se décomposant lors de la digestion pour fournir de l'énergie. Essentielles au fonctionnement des organismes vivants, elles servent à la croissance et à l'entretien des cellules. Elles sont présentes dans certains aliments comme la viande, le poisson ou les fruits à écale. Terme aussi employé pour désigner ces aliments.

Radicaux libres
Molécules à courte durée de vie, dérivées de réactions chimiques, contenant au moins un électron libre. Elles ont tendance à former des liaisons avec des électrons libres de molécules de cellules voisines qu'elles oxydent, entraînant leur mort et la détérioration des tissus. Cette dégénérescence serait à l'origine du vieillissement et des maladies d'Alzheimer et de Parkinson, de l'arthrite, du cancer, etc. Le stress, la pollution, un régime alimentaire mal équilibré, des expositions trop importantes au soleil, la cigarette, les radiations et un mauvais état de santé entraînent la formation des radicaux libres.

Salive
Liquide alcalin, présent dans la bouche, sécrété par les glandes salivaires. Elle lubrifie la nourriture, facilitant la mastication et la déglutition. Les enzymes qu'elle contient facilitent la décomposition de l'amidon. Elle a aussi des propriétés antibactériennes.

Excitants
Substances, telles que la caféine contenue dans le café, le thé, le cacao ou le Coca-Cola, qui stimulent la production d'adrénaline. Dans des circonstances normales, la libération d'adrénaline aide l'organisme à répondre à une situation, provoquant, entre autres, une accélération du rythme cardiaque. Si elle est excessive du fait de la consommation de stimulants, elle peut provoquer de la fatigue et une augmentation anormale de la glycémie.

Syndrome de l'intestin irritable (SII)
Se manifeste par une perturbation des contractions naturelles des muscles des intestins. Il touche tant l'intestin grêle que le côlon. Diarrhées, constipations intermittentes, crampes abdominales et ballonnements constituent ses principaux symptômes.

Taux métabolique
Mesure les besoins en énergie nécessaires pour maintenir le processus vital quand le corps est au repos.

Villosités
Petites saillies filiformes tapissant la paroi de l'intestin grêle. Leur présence augmentant la surface de celui-ci, elles permettent aux nutriments d'être mieux absorbés dans la circulation sanguine.

Vitamines
Substances organiques, entrant dans notre alimentation en très faible quantité, indispensables à notre organisme. Il existe 13 vitamines. À l'exception de la vitamine D et de la niacine, elles ne peuvent être fabriquées par l'organisme et doivent provenir des aliments. Un régime varié fournit une quantité adéquate de toutes les vitamines.

Adresses et sites Internet utiles

ACTIVITÉ PHYSIQUE

Bienfaits de l'exercice physique

L'unité de l'activité physique
Édifice Jeanne Mance, 7e étage
Localisateur d'adresse #1907C1
Pré Tunney
Ottawa, (Ontario)
K1A 0K9
Canada
http://www.hc-sc.gc.ca/hppb/condition-physique

L'Association canadienne pour la santé, l'éducation physique, le loisir et la danse

403-2197 promenade Riverside
Ottawa, (Ontario)
K1H 7X3
Canada
Tél. (613) 523-1348
1-800-663-8708
Téléc. : (613) 523-1206
Courriel : info@cahperd.ca
http://www.cahperd.ca

AGRICULTURE PÊCHERIES ET ALIMENTATION

Agriculture, Pêcheries et Alimentation

200, chemin Sainte-Foy
Québec, (Québec)
G1R 4X6
Canada
Tél. : (418) 380-2110
1-888-222- 6272
http://www.agr.gouv.qc.ca/

ALLERGIES ET INTOLÉRANCES ALIMENTAIRES

Société canadienne d'allergie et d'immunologie clinique

774 Echo Dr.
Ottawa, (Ontario)
K1S 5N8
Canada
Tél. : (613) 730-6272
Téléc. : (613) 730-1116
http://csaci.medical.org/

CANCER

Institut national du Cancer

10 Alcorn Avenue, Suite 200
Toronto, (Ontario)
M4V 3B1
Canada
Tél. : (416) 961-7223
Téléc : (416) 961-4189
http://www.ncic.cancer.ca

Société Canadienne du Cancer

5151, boul. de l'Assomption
Montréal, (Québec)
H1T 4A9
Canada
Tél. : (514) 255-5151
Téléc. : (514) 255-2808
http://129.33.170.32/ccs/internet/cancer/0,,3172___langId-fr,00.html

DIABÈTE

Diabète Québec

8550 boul. Pie-IX, bureau 300
Montréal, (Québec)
H1Z 4G2
Canada
Tél. : (514) 259-3422
1-800-361-3504
http://www.diabete.qc.ca

MALADIES CARDIO-VASCULAIRES

Fondation des maladies du coeur du Québec

1434, rue Sainte-Catherine Ouest, bureau 500
Montréal, (Québec)
H3G 1R4
Canada
Tél. : (514) 871-1551
1-800-567-8563
Téléc. : (514) 871-9385

La Fondation des maladies du coeur du Canada

222 Queen Street, Suite 1402
Ottawa, (Ontario)
K1P 5V9
Canada
Tél. : (613) 569-4361
Téléc : (613) 569-3278
http://ww2.fmcoeur.ca/

MALADIES GASTRIQUES

Réseau Proteus portail santé

Informations sur le syndrome de l'intestin irritable, la colite ulcéreuse, la maladie de Crohn, le cancer colorectal
http://www.reseauproteus.net/1000maux/s/syncolonirrit.htm

Fondation québécoise de la Maladie Cœliaque

4837, rue Boyer, bureau 230
Montréal (Québec)
H2J 3E6
Canada
Tél. : (514) 529-8806
http://www.fqmc.org

NUTRITION

The Food Doctor

76-78 Holland Park Avenue
London W113RB
Angleterre
Tél. : 01144-800-093-5877
www.thefooddoctor.com

Institut national de la nutrition (canadien)

408 rue Queen, 3e étage
Ottawa, (Ontario)
K1S 2E1
Canada
Tél. : (613) 235-3355
Téléc : (613) 235-7032
nin@nin.ca
http://www.nin.ca/

Les diététistes du Canada (bilingue français-anglais)

Central information
Dietitians of Canada
480 University Avenue, Suite 604
Toronto, (Ontario)
Canada
M5G 1V2
Tél. : (416) 596-0857
Téléc : (416) 596-0603
http://www.dietitians.ca/

OBÉSITÉ

Site francophone de l'obésité

http://www.Obesite.com

Collectif action alternative en obésité

7378 rue Lajeunesse, bureau 315,
Montréal, (Québec)
H2R 2H8
Canada
Tél. : (514) 270-3779
Téléc : (514) 270-3779
http://www.caao.qc.ca/

OSTÉOPOROSE

Ostéoporose Québec

Tél. : (514) 369-7845
1-877-369-7845
http://www.osteoporose.qc.ca

SANTÉ PUBLIQUE

Institut national de santé publique

945, avenue Wolfe
Sainte-Foy, (Québec)
G1V 5B3
Canada
http://www.inspq.qc.ca/

Index

Les numéros de page en *italique* indiquent les recettes.

Un mot sur l'auteur

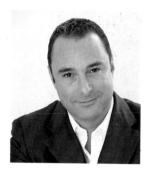

Ian Marber, diplômé de l'Institute for Optimum Nutrition de Londres. Consultant en nutrition, auteur, journaliste spécialisé dans le domaine de la santé, a étudié à l'Institute for Optimum Nutrition à Londres, où il dirige aujourd'hui la clinique The Food Doctor. Il contribue régulièrement à la presse : *Marie Claire*, *Red*, *Attitude*, *The Daily Express*, *Evening Standard* et *ES*. et collabore en tant que rédacteur et conseiller à *Healthy* et *Here's Health*, deux des plus importants magazines de santé britanniques. L'auteur est un hôte prisé des émissions de télévision (BBC, Channel 4, ITN News, GMTV) et de radio. À l'âge de vingt ans, une intolérance alimentaire non diagnostiquée le pousse à s'intéresser à la nutrition. Plus tard, il apprend qu'il est atteint de la maladie cœliaque. Il est aujourd'hui reconnu dans le domaine de la nutrition et des problèmes de digestion. Sa clinique est recommandée par nombre de médecins traitants et de gastro-entérologues.

Ian Marber prend en compte tous les aspects de la nutrition et en particulier l'impact d'une bonne alimentation sur le corps. Ses conseils sont très appréciés par ses clients qui en tirent de réels bienfaits.

Son premier livre *The Food Doctor - Healing Foods for Mind and Body*, écrit en collaboration avec Vicki Edgson en 1999, a été vendu à 300 000 exemplaires et traduit en neuf langues. *The Food Doctor in the City*, publié en 2000, s'attache à montrer comment rester en bonne santé dans un environnement urbain. En 2001 est édité *In Bed with The Food Doctor* qui traite de l'amélioration de la libido et du sommeil grâce à la nutrition.

La société The Food Doctor

Suite au succès de leur premier ouvrage en 1999, Ian Marber et Vicki Edgson ont fondé la société The Food Doctor. Ils sont connus pour leurs prestations, qui se déroulent dans la clinique du même nom, et pour le rôle de conseil qu'ils assurent à travers un réseau de consultants opérant dans tout le Royaume-Uni. The Food Doctor a un éventail d'activités allant des consultations individuelles aux ateliers en passant par les conférences sur la perte de poids, la nutrition de l'enfant, l'amélioration de la digestion et la gestion du stress. Cette société travaille avec des grandes entreprises afin d'améliorer la santé et le bien-être de leurs employés et conseille des fournisseurs de repas sur les choix alimentaires.

The Food Doctor a développé toute une gamme de produits, à manger comme en-cas, qui s'intègrent parfaitement à l'esprit du régime du docteur Nutrition pour une alimentation saine et équilibrée.

Remerciements

Je souhaite adresser tous mes remerciements à dame Shirley Bassey, Yvonne Bishop, Marylisa Browne, Simon Carey, Liz Claridge, Michael da Costa, Diane Filipovski, Stephen Garrett, Rebecca Haywood, Lisa Howells, Jani Isaacs, Shannon Leeman, Emma Lo, David Manning, Susie Perry, Rita Rakus, Stuart Scher, Antonia Smith, Robert Shrager, Mary Thomas, et bien sûr ma famille.

Un remerciement particulier à Rowena Paxton pour ses délicieuses recettes et à sa famille pour avoir consenti à servir de cobaye, à Mark Cavanagh pour son soutien et sa confiance et enfin à la formidable Susannah Steel pour avoir fait un travail exceptionnel afin de publier ce livre et m'avoir fait rire dans les pires moments de stress.